幸"孕"妈妈——

谁动了 我们的生育

许鼓 曹伟 ◎主编

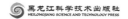
黑龙江科学技术出版社
HEILONGJIANG SCIENCE AND TECHNOLOGY PRESS

图书在版编目（CIP）数据

谁动了我们的生育 / 许鼓，曹伟主编 . -- 哈尔滨：
黑龙江科学技术出版社，2018.7
（幸"孕"妈妈）
ISBN 978-7-5388-9607-7

Ⅰ.①谁… Ⅱ.①许… ②曹… Ⅲ.①不孕症 – 诊疗
②男性不育 – 诊疗 Ⅳ.① R711.6

中国版本图书馆 CIP 数据核字 (2018) 第 058564 号

谁 动 了 我 们 的 生 育

SHUI DONG LE WOMEN DE SHENGYU

作　者	许 鼓 曹 伟
项目总监	薛方闻
责任编辑	焦 琰
策　划	深圳市金版文化发展股份有限公司
封面设计	深圳市金版文化发展股份有限公司
出　版	黑龙江科学技术出版社
	地址：哈尔滨市南岗区公安街 70-2 号　邮编：150007
	电话：（0451）53642106　传真：（0451）53642143
	网址：www.lkcbs.cn
发　行	全国新华书店
印　刷	深圳市雅佳图印刷有限公司
开　本	685 mm × 920 mm　1/16
印　张	13
字　数	180 千字
版　次	2018 年 7 月第 1 版
印　次	2018 年 7 月第 1 次印刷
书　号	ISBN 978-7-5388-9607-7
定　价	39.80 元

推荐序
PREFACE

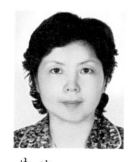

正确面对 不孕不育

曹伟
妇产科主任医师
现任深圳市妇幼保健院产科三病
区主任

生育是人类繁衍的根本，是人类文明延续的基础，拥有宝宝是每一个家庭的心愿。但有的家庭却因为各种原因，造成小天使无法降临。每当看到周围孕妇谈论怀孕心得的时候，并在微博、朋友圈大秀自家宝贝的时候，患不孕不育的朋友内心都要经受无边无际的苦痛，面对来自社会和家庭的各种压力。

发现婚后不能怀孕，大多数人都是担心、害怕。更有许多人认为不能生育的原因完全在于女性，事实上，女性不孕的原因占比是 40%，男性不孕的原因是 30~40%，男女双方的因素为 20%，还有 5%~10% 是不明原因导致的不孕不育。

其实随着现代医学的发展，大部分人的病情是可以通过治疗解决的。患者应该首先了解自己的病情后及时就医接受治疗，在医生经过详细检查提出建议后，患者应给予充分的配合，通过吃药或者是手术，就有希望拥有健康快乐的宝宝。

此外，我始终认为：治不孕不育，最重要的是心态。而后才是选择专业、正规的诊疗机构和适合自己的治疗方法。发现不孕不育，你可能会有"我应该早点儿怀孕""我那次不该流产，现在遭报应了"或者"我早该去医院治病"之类的想法。自我怀疑虽然是正常的，但这种想法也很有杀伤力。与其狠狠地批判自己，不如向前看，了解你和你的伴侣该怎样改变现状。即便你过去有别的选择，但时过境迁、追悔无望，还不如把眼光放在未来。

对不孕的不确定性和对未知的恐惧在影响情绪方面起到了很大作用。不妨多了解不孕不育的知识，多查看孕育的资料，多问问题。因为现代医学技术非常复杂而且更新得极其迅速，你必须知道不孕不育问题的医学根源，否则就无法做出明智的决定。

考虑不孕不育治疗的时间和预算。你不可能一直不停地接受治疗，那会让你痛苦万分。对有些人来说，不孕不育治疗让他们身心受损。如果觉得承受不了，早早把这个重担放下，也不失为一种明智的选择。

不孕不育的原因很多，不同医院所需的检查和治疗费用也各有不同。不管你是选择在哪家医院治疗，都要提前询问每一个治疗周期可能要花多少钱。和伴侣一起商量，看怎么支付这笔费用，以及你们的总预算是多少。如果第一轮治疗不成功，你们还能承担下一轮或者之后更多的治疗吗？虽说孩子是无价之宝，但是如果为此倾家荡产，则只会让原本很重的压力变得更大。

放松心情。虽然接受不孕不育治疗，但也不要放弃那些曾经给你带来快乐的活动或爱好。虽然这不太容易，但你还是要努力让自己放松下来，比如学一门乐器、上一个舞蹈班、参加一项体育锻炼，或者其他任何你一直都想做的事情。

面对不孕要调整好心态，任何类型的疾病只要保持一颗乐观的心，都是有可能会治愈的，身为家人一定要给予鼓励，不要盲目相信所谓的偏方，要接受科学规范的治疗方法。

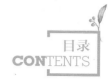

目录
CONTENTS

Part 01　不孕不育的原因有哪些

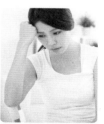

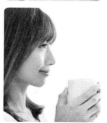

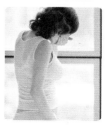

P₂ₜ02 迟迟怀不上是怎么回事

P₂ₜ03 如何判断是否不孕不育

Part04 那些影响怀孕的妇科病

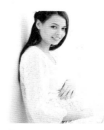

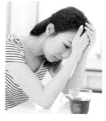

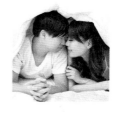

Part05 男性生育路上的拦路虎

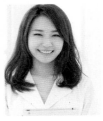
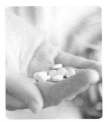

Part06 健康的生活方式增加孕育机会

P_{art}07 药物治疗不孕不育

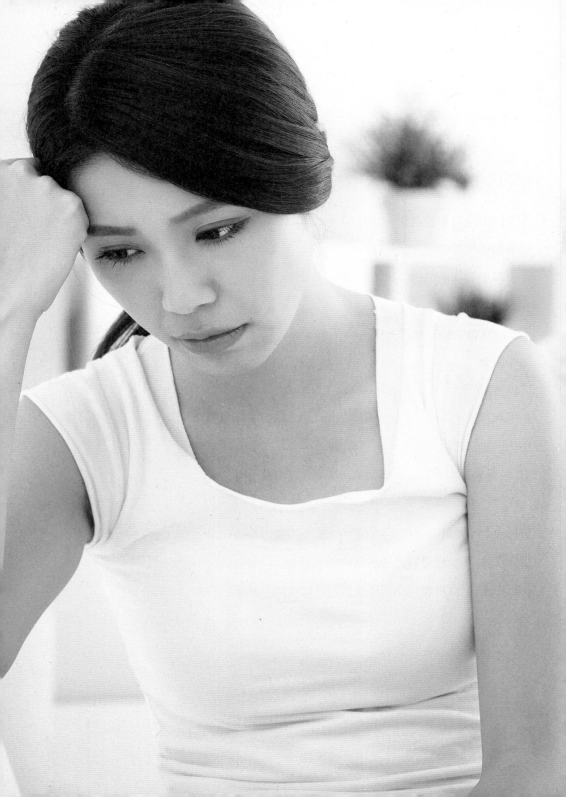

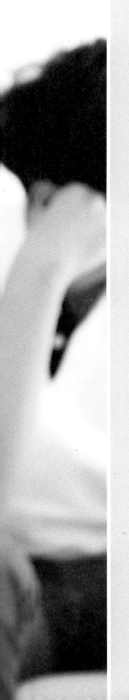

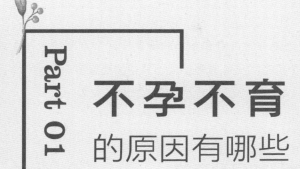

Part 01

不孕不育
的原因有哪些

爱情因为孩子的到来会更加美妙，家庭因为孩子的诞生更加温馨。大部分夫妻都会期盼新生命的到来，但迟迟无法怀孕，困扰着很多家庭，剥夺了很多夫妻的幸福感。是不是患上了不孕不育症？还能自然怀孕吗？如果心存这些疑虑，就先了解些不孕不育的知识吧。

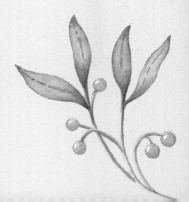

1. 小生命孕育的过程

生命的传递是非常神奇和美妙的现象：两个细胞结合，发芽、生长、开花、结果，变成一个鲜活的婴儿呱呱坠地，其中的奥秘多么复杂！

生命是如何孕育的

①卵子从卵巢排出后，进入输卵管，停留在输卵管壶腹部与峡部连接处，等待受精。

②精子进入阴道后，离开精液，经过子宫颈部进入子宫腔，接触子宫内膜，并通过输卵管获得受精的能力。

③如果此时恰有一枚卵子在输卵管里等待，二者就会结合，精子进入这枚卵子，而别的精子不能再进入。整个受精过程约24小时，受精卵的形成标志着新生命的诞生。

④受精卵借助输卵管的蠕动向子宫腔方向移动，并逐渐以细胞分裂的形式发育，受精后第四天进入子宫腔继续分裂，受精后6～7天埋入子宫内膜，犹如种子种入土壤，称为受精卵着床或受精卵植入。

⑤受精卵继续发育，称为胚胎。8周后初具人形，能分辨出眼、耳、鼻、口，四肢具雏形，心脏形成并有搏动，称为胎儿。

⑥胎儿逐渐发育，到妊娠40周，即9个月零7天左右时，完全发育成熟。孕妇分娩出具备存活能力的新生儿。

2. 不孕不育的定义

　　不孕不育是指育龄夫妇没有避免性生活及未避孕至少1年而未妊娠。于女方称为不孕症，于男方称为不育症。新婚夫妇在开始的几个月内不能生育实属正常，大可不必慌张。少于12个月的时间内不能生育属正常现象，不必过早检查和治疗。

何为女性不孕

　　不孕可分为原发不孕和继发不孕。原发不孕指从未妊娠者，继发不孕为曾经妊娠（如足月产、早产、流产、宫外孕、妊娠滋养细胞疾病等）而后又不孕者。

　　在女性不孕中，输卵管因素约占30%，排卵因素约占30%，子宫因素约占30%，另有子宫内膜异位症、不常见因素及不明原因等。

输卵管因素
包括慢性输卵管炎、结核性输卵管炎；外阴、阴道及宫颈因素包括局部炎症、先天畸形等。

卵巢因素
包括排卵障碍、性分化异常、闭经、多囊卵巢综合征、多毛症与男性化、催乳素分泌异常、甲状腺及甲状旁腺疾病、黄体功能不全等。

子宫因素
包括子宫畸形、宫腔粘连、子宫肌瘤、子宫内膜炎、子宫内膜息肉等。

其他因素
包括子宫内膜异位症、反复自然流产、宫外孕、性疾病或遗传性疾病引发的不孕等。

育龄女性可能不孕的"预警信号"
月经稀发或紊乱、闭经、痛经、下腹部或腰骶部疼痛、白带异常、非经期阴道出血、非哺乳期乳房溢乳、过胖或过瘦、多体毛、男性化等。

何为男性不育

由男方原因引起女方不孕的称为男性不育。男性不育根据生育能力可分为绝对不育和相对不育。绝对不育指完全没有生育能力，如无精子症等；相对不育指的是有一定的生育能力，但生育能力的各项指标低于妊娠所需的临界值，造成暂时不育。

在生育中，男性的作用有两方面：一是产生正常的精子，二是输送精子，使精子能够和卵子结合。因此，男性不育的病因也可分为生精障碍性不育和输送障碍性不育两大类。男性不育是包含生理、心理、社会等多方面因素的临床综合征。

男性不育具体原因有：

- 染色体异常导致生精障碍。

- 内分泌疾病，如甲状腺功能减退、肾上腺皮质功能亢进、垂体功能减退等，均能引起不育。

- 生殖道感染，如前列腺炎、附睾炎、尿道炎等。

- 输精管道梗阻。

- 睾丸原因，如睾丸发育不良、隐睾症、睾丸炎等。

- 男子性功能障碍。

- 药物因素，如西咪替丁、雷公藤等。

- 免疫性不育，如精子、精浆在体内产生对抗自身精子的抗体造成男性不育；射出的精子发生自身凝集而不能穿过宫颈黏液。

- 环境因素及不良的生活习惯等。

3. 关于女性的生殖知识

女性的生殖器官包括内生殖器和外生殖器。如果说女性生殖器像一朵美丽的花，那么外生殖器就像怒放的花瓣，内生殖器就像神秘的花蕊。

外生殖器

外生殖器是生殖器的外露部分，包括阴阜、大阴唇、小阴唇、阴蒂、阴道前庭、尿道口、阴道口等。青春期以后阴阜及大阴唇处会生长有正常分布的阴毛，阴道口的处女膜会有一小孔，经血从此处流出。

如果出现多毛、阴蒂肥大、婚后性交困难、外阴畸形等情况时，可能导致不孕。

内生殖器

内生殖器包括阴道、子宫、左右两侧输卵管及卵巢。

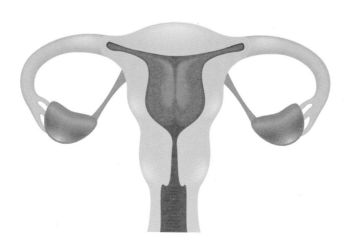

阴道

生育期女性阴道会有正常分泌物，称为"白带"，它可以保持阴道组织柔软润滑以便于性交。当阴道遭遇细菌、滴虫、真菌或性病感染时，会引起阴道炎症，表现为阴道充血、红肿，白带量多、色黄绿或呈豆渣样，瘙痒、刺痛等，可能影响精子活力，导致不孕。

子宫

子宫体在孕育过程中扮演着多重角色，包括月经来潮、存储和输送精子，使精子具有受精能力、受精卵如同种子一样"种植"于子宫这块"土壤"中，使胎儿在子宫腔这个"温室"中成长，足月后"瓜熟蒂落"，使胎儿娩出等。

卵巢

卵巢的功能是形成卵子和分泌性激素。卵子由卵泡发育而来，卵泡如同卵子的种子。随着女性年龄的增长，能够发育成卵子的卵泡不断减少，数量和质量均在下降，到女性40岁以后，排出正常卵子的能力已经很低了，受孕概率也会降低。排卵障碍引起女性不孕的比重约为30%。

输卵管

是精子和卵子相遇受精的场所，也是向子宫腔内运送受精卵的通道，位于子宫两侧。其与腹腔相通的末端，形状好像一把半撑开的伞，叫作输卵管伞端，可以"抓住"附近卵巢排出的卵子。输卵管阻塞也是女性不孕的主要原因之一，约占30%。

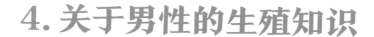

4.关于男性的生殖知识

男性生殖器即男性生殖系统，是男性生殖繁衍后代的器官，由内、外生殖器两部分组成。男性生殖器在男性青春期时开始发育，发育成熟后即具有了生殖的功能。

外生殖器

男性外生殖器即外露的生殖器，包括阴囊和阴茎。

阴茎

阴茎是由2条阴茎海绵体和1条尿道海绵体包绕的尿道构成。阴茎在常态下为4.5~8.5cm，分为阴茎根、阴茎体、阴茎头（龟头）三部分。阴茎的血液、淋巴、神经均很丰富。阴茎海绵体内有很多腔隙，当腔隙充血后则阴茎勃起。阴茎是男性的性交器官，又是排尿、射精的通道。

尿道

尿道具有排尿功能，阴茎的各段具有排尿、性交和射精功能。

阴囊

阴囊是包在睾丸、附睾外面的皮样囊袋，主要功能是调节温度，并且保护睾丸、附睾、精索以避免损伤。

内生殖器

内生殖器包括生殖腺体（睾丸）、排精管道（附睾、输精管、射精管和尿道）以及附属腺体、精囊腺、前列腺和尿道球腺。

附睾

附着于睾丸后外侧，为两端粗细不等的细长扁圆形的小体，分为头、体、尾三部分。精子主要在附睾尾部贮藏，并在附睾内成熟，其分泌的液体为精子提供营养，维持精子活力，促进精子成熟。

前列腺

形如板栗，底朝下，尖在下，位于膀胱颈部下方，是泌尿生殖系统的"交通枢纽"，输尿管与输精管在此合二为一。前列腺的分泌液是精液的重要组成部分，有利于精子的生成。

睾丸

睾丸为椭圆形，藏于阴囊内，左右各一，具有制造精子和分娩男性激素的功能。

输精管

全长约40cm，弯弯曲曲细而长，有蠕动功能，是输送精子的小管道。输精管中任何一处发生阻塞，都能阻止精子的运行和排出。

精囊

位于前列腺后上方，呈锥形囊体，左右各一，是一对弯曲的管道，外侧端为盲端。精囊的内下端有细小的排泄管与输精管壶腹部会和而成射精管。精液中的大部分果糖是由精囊分泌的，为精子提供能源，有助于精子活动。

精索

为睾丸上端至腹股沟管腹环之间的条索状物，由输精管和精索内动脉、静脉等组成。精索内静脉因某种原因可致回流受阻，而发生蔓状盘曲扩张，称为精索静脉曲张，可影响精子的发育和精子的质量，造成男性不育。

5. 有排卵才能怀孕

　　排卵是怀孕的必要条件。了解自己是否排卵，选择在排卵期前后同房对怀孕有很大的帮助，但是不少夫妻并不知道如何计算排卵期，如何判断自己是否在排卵。其实女性朋友可以用以下方法在家进行监测排卵，然后决定夫妻何时同房和同房的次数。

基础体温监测

　　成年女性的基础体温会随着月经周期发生波动。一般来说，在排卵前体温一直较低（36℃左右），排卵日基础体温会突然降低，排卵后体温又会明显升高0.3~0.5℃，一直持续到月经来潮时再次出现体温下降。因此可以通过基础体温曲线对排卵期进行大致推算。

宫颈黏液监测

　　在月经周期的前半期，宫颈不分泌黏液，外阴也十分干燥，此后宫颈分泌少量黏稠而不透明的黏液，到即将排卵时，随雌激素高峰的出现，宫颈黏液变得稀薄、透明、清亮，量也增多，手指触摸会发现有拉丝现象。一般来说，当这种特征最明显的时候，就是排卵期。

月经周期推算法

　　通过自己的月经周期计算排卵期是最简单易行的。计算公式为：排卵期第一天=最短一次月经周期天数减去18天，排卵期最后一天=最长一次月经周期天数减去11天。计算方法是以本次月经来潮第一天为基点，向后算天数。比如，此前几个月月经周期最长为30天，最短为28天，则排卵期第一天=28天−18天=10天，排卵期最后一天=30天−11天=19天，也就是说排卵期为本次月经来潮的第10天，最后一天是本次月经来潮的第19天。

👣 排卵期疼痛感受法

有些女性在两次月经中间的某个日子会感到一侧下腹部微微疼痛，但一段时间就会过去，身体检查也没有异常情况，很有可能是排卵期疼痛，这主要是由于排卵过程造成的。由此也可以推出排卵的日期。

👣 超声监测法

另外，医院临床上常用超声监测法，即阴道B超探头接近盆腔器官，观察卵泡发育和子宫内膜厚度及特点。一般在月经周期第11天开始监测，观察卵泡直径的变化，在排卵前4天的卵泡直径平均每日约增长3mm，当卵泡直径接近18~22mm时，最大的卵泡消失，盆腔内出现液体，提示发生排卵。

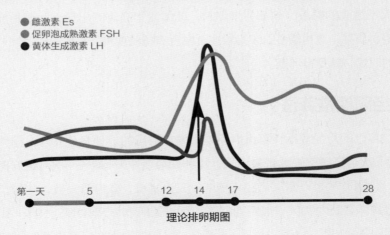

👣 排卵试纸检测法

排卵试纸操作简便，会逐渐显示出弱阳性、强阳性特征。排卵期试纸需要严格按照说明书使用，而且为了推算结果准确，最好能够保留一个周期内的所有试纸进行颜色深浅的对比，确定准确的时间。

- 雌激素 Es
- 促卵泡成熟激素 FSH
- 黄体生成激素 LH

第一天　　5　　　　12　14　17　　　　　　28

理论排卵期图

6. 不孕不育的三大原因

传统思想中，"不孝有三，无后为大"，一旦生不出孩子，就认为责任在女方，是女方的身体有问题。其实，生儿育女是男女双方的事，男性和女性都可能因存在疾病而导致不生育，有时也可能是由男女双方的原因共同导致的。

科学数据显示，造成不孕不育的因素中，30%~40%完全归于男方，40%归于女方，20%与夫妻双方相关，还有5%~10%为难以查明原因。因此，男性因素所致的不能生育不少于50%。故而，如果夫妻无法生育，男女双方应共同就医、查明原因，千万不能讳疾忌医，更不能固执地把责任都推给女方，只要这样才能更好地得到有针对性的治疗，顺利生育。

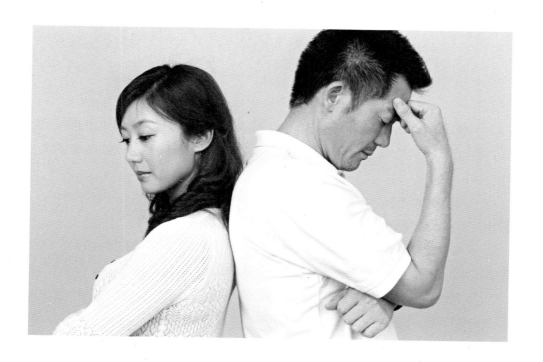

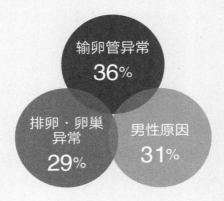 引起不孕不育的三大原因

输卵管与子宫和卵巢相连，是受精的重要场所。当输卵管粘连或者狭窄时，卵子与精子就无法相遇，也就无法顺利受精。

输卵管异常
36%

排卵·卵巢
异常
29%

男性原因
31%

卵子在卵巢内发育不良、卵子不能通过排卵离开卵巢等一系列原因，都会阻碍妊娠的顺利进行。

精子数量不足、活力低下都会引起精子受精困难。精神压力大、性欲减退等也是引起妊娠困难的主要原因。

夫妻双方要顺利完成一系列复杂的生理活动，才能最终使女性成功受孕，进入妊娠过程，任何步骤出现问题都可能不孕不育。归纳总结后，主要原因可分为三个方面：

- 卵子发育不良、卵巢排卵异常引起的"排卵、卵巢异常"。甲状腺疾病、极度瘦弱或者极度肥胖，都有可能引起女性卵子或卵巢出现异常。
- 输卵管异常。指各种原因致使输卵管异常导致的不孕不育，包括炎症原因引起的输卵管粘连、输卵管前端的输卵管伞不能成功拾取卵子等情况。
- 男性原因。精子产生异常、精子数量少、精子活动能力低等，各种与男性相关的情况统称为男性原因导致的不孕不育症。

7. 卵巢异常是
女性不孕一大原因

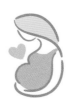

　　章女士婚后3年一直未孕，最近月经越来越少，人却逐渐肥胖，毛发也变粗变浓。去医院检查，发现患的是多囊卵巢综合征，雄激素过多、卵泡不成熟，导致不孕。

　　卵巢有规律的排卵是生育的必要条件。卵巢病变可导致排卵障碍，导致不孕症，据统计排卵障碍占女性不孕的25%~30%。卵巢性不孕可由多种因素引起，如先天性无卵巢或幼稚型卵巢、卵巢功能早衰、多囊卵巢等。

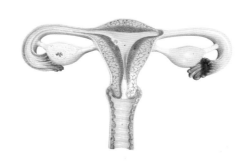

🐾 卵巢异常的几种情况

🔹 卵巢炎
分为结核性与非实质性的卵巢实质炎、周围炎。

🔹 卵巢位置异常
分为结核性与非实质性的卵巢实质炎、周围炎。

🔹 卵巢肿瘤
分泌雌激素过多的多发性卵泡囊肿，可引起持续性无排卵。

🔹 卵巢性闭经
没有卵子的发育，也没有月经，此类闭经称为卵巢性闭经。

○ 卵巢先天性异常

常见的有性腺发育不全综合征、X三体综合征（47，XXX）、真性两性畸形、睾丸女性化综合征等。

○ 卵巢子宫内膜异位

子宫内膜异位到卵巢，可能会影响卵巢的功能，使卵巢发生病变造成排卵异常，也会导致不孕。

○ 多囊卵巢综合征

持续性无排卵、多卵泡不成熟、雄激素过多和胰岛素抵抗是其重要特征，是生育期妇女月经紊乱最常见的原因。

○ 卵巢巧克力囊肿

卵巢巧克力囊肿是子宫内膜异位症的一种，子宫内膜异位主要病理变化为内膜随卵巢激素的变化而发生周期性出血。

○ 黄体功能不全

黄体功能不全是指卵巢排卵后没有完全形成黄体，以致孕激素分泌不足，使子宫内膜未能及时转换，而不利于受精卵的着床，往往导致不孕或习惯性流产。

8. 输卵管异常是女性不孕的常见因素

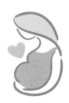

　　女性的输卵管是精子和卵子的鹊桥，没有它，精子卵子就没法相会，新的生命也就无法产生。然而，输卵管极其脆弱，任何生殖道感染、流产、宫腔操作、节育器取放、分娩、手术、阑尾炎、肺结核、子宫内膜异位症等都可能引发输卵管的炎症，如间质增生、粘连乃至阻塞、积水、包裹、盘曲缠绕，从而使其丧失捡卵和运输的功能。

　　输卵管疾病是导致女性不孕不育症最常见的因素，有20%~40%的女性因输卵管不通而不能受孕。输卵管炎症、输卵管痉挛、输卵管形态异常、输卵管积液等都会导致输卵管不通，造成不孕。

输卵管的构造

　　输卵管为一对细长而弯曲的管，位于子宫阔韧带的上缘，内侧与宫角相连通，外端游离，与卵巢接近，全长为8~15cm。

　　根据其构造和功能，由外向内分为四部分：
- 输卵管漏斗部——外端的漏斗形膨大，边缘薄呈伞状。
- 输卵管壶腹部——壁薄腔大，是受精场所。
- 输卵管峡部——为膨大部后方的缩细部分。
- 子宫部——从子宫外侧角向内贯穿子宫壁的一段。

输卵管不通则不能受孕

输卵管阻塞

输卵管堵塞一般可分为原发性和继发性两种。原发性是出生的时候就有的，继发性是后天影响造成的。此病在早期不会表现出明显的症状，往往是结婚2~3年没有子女才发现的。

化脓性输卵管炎

常见于不全流产、人工流产和产褥感染中。致病菌为化脓性葡萄球菌、链球菌、大肠杆菌及绿脓杆菌，造成间质性输卵管炎、峡部结节性输卵管炎、输卵管积水和输卵管积脓。

结核性输卵管炎

多为肺结核或腹膜结核继发感染，占不孕原因的10%。输卵管内膜受结核菌感染，黏膜被破坏而形成干酪样坏死和粘连，造成不孕。

淋菌性输卵管炎

淋菌沿黏膜上行感染，经宫颈管内膜、子宫内膜、输卵管内膜到盆腔腹膜，感染初期症状轻微，故不引起注意，最后导致输卵管阻塞。

输卵管积液

病原体感染输卵管，形成肿胀内膜，间质出现水肿、黏膜上皮脱落，如果没有得到及时治疗就会形成输卵管积脓。炎症消退以后，腔内的积液渐渐的由脓性转变为浆液性，导致输卵管性不孕。

输卵管发育异常

输卵管发育异常主要有输卵管缺失、输卵管发育不良、双输卵管或副输卵管和输卵管憩室等。

备孕女性的输卵管必须畅通无阻，才可以让卵子和精子顺利相遇，并将受精卵成功输送到子宫腔内最舒适的地方着床，生长。因此，备孕女性必须保证输卵管的畅通。

9. 男性不育的常见因素

生儿育女不是女性单方面的责任，男性方面的原因也是重要因素。就像女性不孕是由很多不同因素造成的一样，男性患上不育症，也可能存在很多因素。

男性不育的病因分类可根据生育能力分为绝对不育（无精子症）和相对不育（精子数量少或精子活力低等），按临床表现可分为原发性和继发性不育，按性器官病变部位可分为睾丸前性、睾丸性和睾丸后性。

男性不育的主要原因

男性射精障碍

如阳痿、外生殖器畸形、外伤，以致不能性生活，或早泄、逆行射精等。

男性生精障碍

如精索静脉曲张、先天性睾丸发育不良、隐睾、睾丸炎或睾丸萎缩、内分泌疾病等因素，都能够引起精子数量减少，或精子畸形。

其他因素

免疫性因素、疾病因素等，如精子抗原性过强、精囊炎、前列腺炎、前列腺素异常、长期吸烟、酗酒等均可引起男性不育。

男性输精受阻

男性输精受阻也会导致不育症的发生，比如附睾、输精管、射精管和尿道的病变，可造成精液输送的障碍直接影响男性生育。

逆行性射精：指患者将精液射入膀胱内，而不是像正常地向前经尿道射出。

先天性输精管异常：先天性没有输精管，精子也无法被输送出去。

疝气手术后遗症：疝气手术后，输精管被错误结扎起来。

睾丸上体炎、睾丸炎：是由结核、尿道炎感染等性行为感染而引起的病症，容易引发输精管堵塞、睾丸异常等。

● 男性精液异常

精液异常是导致男性不育的一个重要原因，主要包括无精、少精、弱精、血精、精子畸形和死精等，特别是少精弱精症、无精症、死精症和血精症是最为主要的原因。

无精子症：精液里一个精子也没有。

少精子症：精液里的精子数不足正常精子数的三分之一。

死精子症：精子量足够，但是全都是活动力低，无法受精的精子。

精子无力症：活动能力低的精子占精子数的70%以上。

畸形精子症：出现两个精子头现象等，畸形精子占精子数的60%以上。

👣 男性不育要做哪些检查

● **精液分析：**禁欲3~5天，使用专用玻璃瓶，标本送检时间不要超过1小时，温度保持在25~35℃。由于精子数目及精子质量经常变化，因此应连续检查3次取平均值。

● **尿液和前列腺液检查：**尿中白细胞增多可提示泌尿系统感染或患前列腺炎，射精后尿检发现大量精子可考虑逆行射精。前列腺液镜检白细胞>10个/HP，应做前列腺液细菌培养。

● **生殖内分泌激素测定：**包括testosterone、睾酮（T）、黄体生成素（LH）、卵泡刺激素（FSH）等生殖内分泌激素。结合精液分析和体检，可以鉴别继发性性腺功能减退症、原发性性腺功能衰竭、选择性生精上皮功能不全、雄激素耐受综合征等。

● **抗精子抗体检查：**混合抗球蛋白反应试验（MAR法）和免疫株试验可测出不育症夫妇血清和分泌物是否存在抗精子抗体，还可测出这些抗体能否与精子结合，以及区分出何种抗体与精子哪一区域结合。

10. 影响生育能力 的外在因素

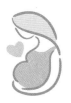

　　除了男性和女性身体上的疾病因素导致不孕不育外，生活中的不良习惯、日常接触的环境、服用的药物以及心理因素，都可能成为破坏生育的潜在杀手。

影响男性生育的因素

- 吸烟。烟雾中的有毒物质会损伤精子DNA或破坏精子膜。
- 酗酒。酒精对精子的数量、活力及受精能力均有损害。
- 营养不良。营养不良会造成精子数量和质量的异常。
- 频繁热水浴、桑拿。使阴囊的温度升高，影响精子生成。
- 长期穿紧身牛仔裤。使阴囊散热受阻，睾丸温度升高，影响精子生成，还会引起睾丸瘀血。
- 长时间骑摩托车或自行车。车座压迫会阴部和阴囊，使之充血，影响睾丸、附睾、前列腺和阴囊腺的功能。
- 房事不当。长期不同房，精子活力及受精能力会下降；房事过频会导致每次射出的精子数少而致不育。
- 私生活混乱。易引起生殖道感染，影响精子的生成、活力。
- 不注意个人卫生。男性包皮容易积聚细菌，如果不注意清洗，会诱发前列腺炎、尿道炎、附睾炎等，导致生育能力下降。
- 化学物质及环境。重金属如铅、镉、汞及燃料，可能使精子数量、质量下降；抗生素类、化疗药物等滥用会影响精子质量。

影响女性生育的潜在因素

吸烟和饮酒

吸烟会干扰、破坏女性正常的卵巢功能，导致不孕，即使妊娠，也易引起流产、早产和死胎；酒精会妨碍女性卵子的发育和成熟，还可导致胎儿畸形。

药物不良反应

细胞毒药物、类固醇类药物、安定类药物、抗抑郁药物、降压药物及胃肠类药物，都可能对女性的生育产生不良反应。

环境因素

过多噪声、潮湿、热的环境，或者过多接触化工物质，如有机染料、有机硅、清漆等，可能导致女性月经紊乱、不排卵、过早绝经等；农用化合物、电离辐射等，也可造成不孕、流产。

心理因素

男性如果心理压力过大，长时间处于过度紧张、抑郁、焦虑、悲观忧伤等状态，都可导致精液质量下降、生精功能障碍，使受孕率降低。

女性如果心情不愉快、精神紧张，可导致内分泌紊乱，抑制排卵。

因此，夫妻双方一定要保持良好的精神状态，切忌相互指责、埋怨，双方均不宜忧虑重重、处事偏激，要心平气和，保持乐观，这是妊娠的基本条件。

11. 有些体质不利于怀孕

　　人体自身的质量是由先天遗传和后天养护决定的。常见体质可分为9种基本类型，即平和质、气虚质、阳虚质、阴虚质、痰湿质、湿热质、血瘀质、气郁质、特禀质。先天体质我们无法选择，但后天可以通过悉心调养改变。了解自身体质，保持合理膳食平和体质，能够增加怀孕几率。

影响怀孕的体质

阳虚质

婚久不孕，月经量很少，色淡质稀，面色灰暗，腰膝酸软，精神不振，易疲劳，四肢发凉，夜间尿频，性欲减退，小腹冷坠，白带清稀，小便清长，舌淡苔白，脉沉细或沉迟等。

阴虚质

婚久不孕，月经先期，量多色红，或月经后期，量少色紫，排卵期出血，或月经尚正常，但形体消瘦，腰腿酸软，头昏眼花，心悸失眠，性情急躁，口干，手足发热，午后低热，舌偏红，苔少，脉细数无力。

气虚质

体质素弱，身体瘦弱，月经后期量少，色淡，推迟或经闭，面色萎黄，神疲倦怠，头晕目眩，心悸，失眠，脉虚细。要注意，中医讲的血虚和西医的贫血不是同一个概念，血虚未必贫血，但贫血一定存在血虚。

痰湿质

婚久不孕，形体肥胖，经行延后，甚或闭经，带下量多，色白质黏无臭，头晕心悸，胸闷泛恶，面色㿠白，苔白腻，脉滑。

血瘀型

唇部暗紫，舌头上有暗紫色的瘀点或斑块，脸上长黑斑，皮肤上有樱桃般鲜红的小点，或者月经血块黯黑，月经不调，痛经，胸胀胸闷。

气郁质

多年不孕，月经愆期，量多少不定，经前乳房胀痛，胸肋不舒，小腹胀痛，精神抑郁，或烦躁易怒，舌红，苔薄，脉弦。

如何调养体质

综合调养

养宜适度：适度就是要恰到好处，不可太过，也不可不及，以平和的食疗为最佳方案。

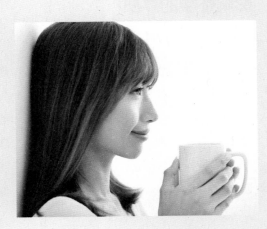

养勿过偏：需动静结合、劳逸结合、补泻结合、形神共养，要从机体全身着眼，进行调养，不可失之过偏。因此，不光需要静养，还需要运动以及心理调适。

持之以恒

不仅要方法合适，而且要坚持不懈，才能不断改善体质。只有持之以恒地进行调摄，才能达到目的。要有信心、专心、恒心。

12. 不孕不育的其他因素

除了男性和女性的原因引起不孕不育，还有很多因素可能导致不孕不育症。数据显示，目前每10个人中就有1人可能患有不明原因的不孕不育症。

受精卵着床障碍

精子和卵子在输卵管相遇并形成受精卵后，会向子宫移动，在子宫内膜"生根发芽"，完成"着床"。如果受精卵无法正常着床，则妊娠就会失败。

引起着床障碍的最主要原因是子宫肌瘤和子宫腺肌症。由于宫腔内测长有肌瘤，或子宫内膜误入子宫肌壁间，原本光滑的宫腔内部变得凹凸不平，从而妨碍了受精卵的正常着床。

另外，子宫内膜受损也会影响受精卵的正常着床。除了衣原体感染，终止妊娠时刮宫手术也可能伤及子宫内膜。

性激素分泌不足

例如，雌激素分泌不足会导致子宫内膜发育不良，而厚度过薄；孕激素分泌不足则子宫内膜不会变得松软，自然也不利于着床。

宫颈病变

位于子宫入口处的宫颈发生病变，使得精子不能顺利通过宫颈，自然就无法进入输卵管与卵子进行受精了。

例如，排卵日前后如果宫颈黏液分泌不足，精子穿过宫颈的过程就会变得异常困难；女性生殖系统如果将精子视为异物，产生抗精子抗体，引发强烈的免疫反应，就会阻碍精子与卵子的结合。

未被发现的子宫内膜异位症

例如在输卵管内，即使没有大面积异位的子宫内膜，但在相对重要的位置，即使只存在极少，仍然会影响正常的受精过程。

不明原因

并不是所有疾病都可以通过现有的医学检查得到明确诊断，如果一直无法顺利怀孕，但是各项检查无法查明原因，就可能是患上了不明原因的不孕不育症。

"不明原因"不表示没有疾病，只是通过现有检查没有发现而已。比如，检查结果提示排卵，但由于谁都不可能亲眼见到排卵的过程，因此医生也不能完全保证目前就一定是正常排卵。

同样，即便各项检查结果统统提示"没有异常"，医生也不会妄下结论，而是需要从其他方面入手，逐一排查病因。

总之，妊娠过程中的任何一个环节如果出现问题，都可能会阻碍受孕过程的顺利进行。

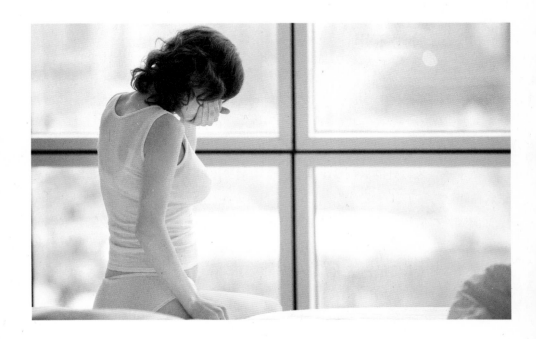

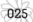

13. 不孕不育的 主要治疗方案

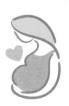

　　随着医学的进步，治疗不孕不育症的水平也不断迈上新的台阶。下面是一些具有代表性的治疗方案。

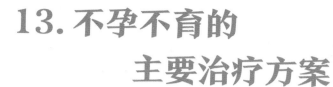 指导同房

　　医生协助患者分析基础体温，帮助患者确定排卵日，或者根据情况使用促排卵药物，进而鼓励夫妻双方在排卵日前后进行性生活，辅助夫妻提高受孕成功率。

药物治疗

　　药物是治疗不孕不育的主要手段，有中医、西医、中西医结合疗法等。需要提醒的是，应在医生的指导下合理使用药物，千万不要随意用药。

人工授精

　　如果药物治疗没有成功受孕，医生会建议患者接受人工授精治疗。人工授精是先采集足够数量的活跃精子，经过相关处理后，将其直接注入子宫内，等待精子自主游向输卵管，而使卵子受精，与此同时并不干预随后的着床过程。

体外受精——试管婴儿

　　如果人工授精依旧无效，或者备孕夫妻的身体不符合做人工授精的条件，可以选择体外受精，即试管婴儿。试管婴儿是通过药物刺激排卵后，将卵子取出，使其与丈夫的精子在实验室受精后形成胚胎，再选择合适的时间将一定数量的胚胎（理想情况为一个）植入妻子的子宫里，等待胚胎在子宫内着床，并发育长大。

14. 治疗不孕不育的误区

治疗不孕不育，不仅和疾病自身的治疗难度有关，还与患者对疾病的认识有关。许多不孕不育患者多年来治疗无果，很大程度上和陷入治疗误区有关。

✕ 认为是女方问题，没有男女同查同治

✓ 传统的观念中，一旦怀不上孩子，都认为是女方的原因，检查、治疗时往往只有女性。事实上，前面我们已经分析过，不孕夫妇中单纯女方因素占40%，单纯男方因素占30%～40%，男女双方共同因素占20%，不明原因占5%～10%。因此，夫妇应该一同检查，确诊病因，再确定是一方单独治疗，还是双方共同治疗。

✕ 迷信短期疗效神话

✓ 不孕症的治疗十分复杂，需要一定的治疗时间才能见效，比如内分泌失调性不孕的治疗一般需要3～6个月，男性精液异常不育的治疗需要3～6个月，多囊卵巢综合征的治疗需要3个月左右。并且即便是正常受孕一般也要两三个月的时间。因此对于一些诊所打出治疗后一个月怀孕的广告，切不可存在幻想，迷信疗效，治疗不孕症最好到开设有不孕不育专科的医院，切忌四处乱投医。

✕ 没有确诊病因就盲目治疗

✓ 很多患者治疗无效的主要原因是没有准确诊断病因。导致不孕不育的原因很多，女性常见的不孕因素有输卵管因素、排卵障碍、宫颈因素、子宫因素、阴道因素等，男性常见的不育因素有精子生成障碍、运送障碍、精子异常等。另外，精子、精浆、透明带和卵巢这些生殖系统抗原均可产生自身免疫或同种免疫，产生相应的抗体，阻碍精子和卵子结合，导致不孕。其他诸如夫妻双方性生活障碍、对性知识缺乏、精神高度紧张以及不明因素，也可导致不孕。因此，必须通过全面、准确的检查，方可诊断。所有的治疗需在确诊后进行。

✕ 检查结果偏差，治疗方案不准确

✓ 针对不孕不育方面的检查，不同的检查项目，时间方面的要求是不同的。一般来说女性检查需避开月经期，最佳时间是月经干净后3~7天；排卵监控的时间要求从月经第9、10天开始；检查输卵管是否通畅的时间要求在月经干净后3~7天；第一次进行性激素的检查，最好在月经第2、3天。

有些患者由于工作繁忙急于检查，隐瞒或忘记了自己的月经周期，差之毫厘谬以千里，以致影响到检查结果的准确性，不能为治疗方案提供正确诊断依据。

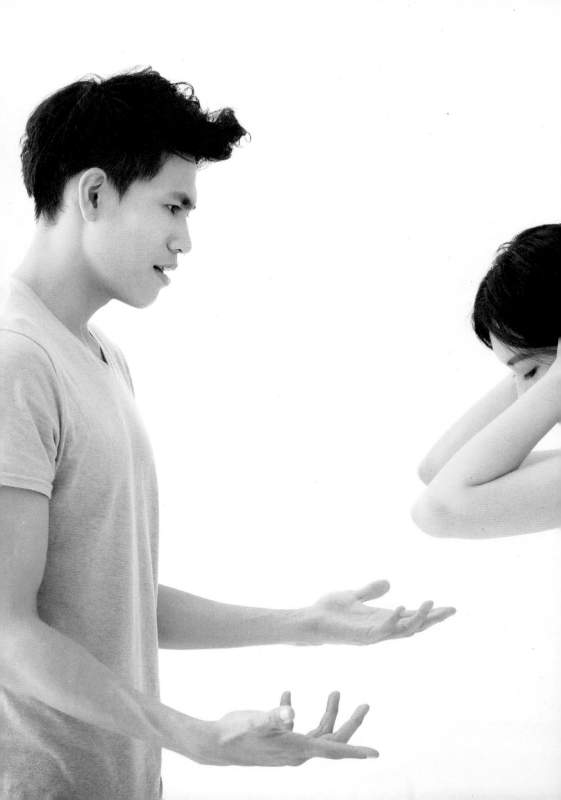

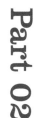

Part 02 迟迟怀不上
是怎么回事

　　也许你曾经抱着"过几年再要孩子"的心态进行避孕，然而到了想要宝宝的时候，却发现怎么也怀不上了！这对于渴望宝宝的家庭来说，是难以承受的重。

　　为什么"想生却生不出来"？不要着急，让我们先了解有关妊娠的基本知识，走出孕育的误区，找出不孕不育的幕后黑手，为孕育健康宝宝打下坚实的基础吧。

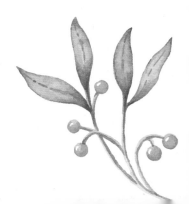

1.怀孕需要的条件很多

　　"只要有性生活就能怀孕了啊"，很多人会这么想吧？然而事实并非如此，妊娠比维持正常的月经周期还要难。卵子的寿命只有24小时左右，一旦落入子宫即失去受精能力，且卵巢每月只排卵一次，这都大大减少了卵子受精的概率。与卵子相比，精子的寿命略长，但也仅仅72小时而已。

　　正常情况下，夫妇未采取避孕措施，每个月受孕的机会为20%，半年怀孕的机会为70%，一年怀孕的机会为80%。也就是说一对夫妇什么生育问题都没有，也不是任意哪个月想怀孕都能如愿以偿的。若超过一年未采取避孕措施而不孕的，就应进行医学检查了。

怀孕需要的条件

男子睾丸能产生正常的精子

正常成年男子一次射出的精液量为2~6毫升，每毫升精液中的精子数在6000万以上，有活动能力的精子达60%以上，异常精子在30%以下。

女性卵巢能排出健康成熟的卵子

月经正常的女性，每个月经周期都有一个健康成熟的卵子排出，这样才有机会怀孕。卵巢功能不全或月经不正常造成不排卵的女性，就不容易受孕。

精子与卵子结合

大部分精子会在游动的过程中被淘汰，最终只有不到200个精子可以进入输卵管，游到卵子周围。就算找到卵子，精子也不一定能够顺利与卵子结合。卵子外侧包裹着数层包膜，只有最先突破包膜的那个精子才能与卵子结合形成受精卵。

生殖道须通畅无阻

男性的输精管道通畅，精子才能通过正常性生活排出而进入女性生殖道与卵子结合；女性的生殖道通畅，进入阴道内的精子才可以毫无阻挡地通过宫颈、子宫，到达输卵管与卵子相遇受精，受精卵才可以顺利地进入宫腔。

女性排卵期前后要有正常的性生活

在排卵期前后，必须要有正常的性生活，这样才会让精子和卵子有结合的可能。

输卵管伞拾取卵子

排卵完成后，输卵管末端的输卵管伞会即刻拾取卵子，卵子进入输卵管后，向子宫方向慢慢移动。如果输卵管伞没有成功拾取卵子，那么此次妊娠就会失败。

子宫内环境须适合受精卵着床和发育

受精卵形成后，一边发育一边经输卵管向子宫方向移动，3~4天后到达子宫腔，6~8天就埋藏在营养丰富的子宫内膜里，然后继续发育为胎儿。

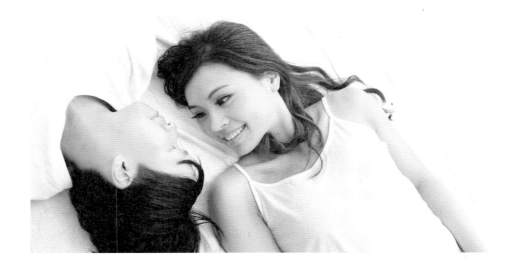

2. 女性体内要有
一定水平的性激素

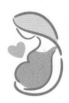

性激素是雌激素和孕激素的统称。性激素除了可以使女性皮肤更加细腻、身体曲线更加突出外，其更重要的作用是维持妊娠过程的顺利进行。女性身体内都会含有一定水平的性激素，随时为妊娠做好准备。

◦ **雌激素**：卵泡在发育过程中可以分泌雌激素，进入月经周期后，子宫内膜在雌激素的作用下迅速增厚并为受精卵着床做好准备。此外，雌激素还可以使女性皮肤更加细腻且富有光泽，使女性进入青春期后能够有更高的概率与男性结合繁衍后代。

◦ **孕激素**：孕激素的主要作用是使子宫内膜变得更加蓬松，与雌激素共同作用，使子宫内膜更有利于受精卵着床；同时，孕激素可以使体温上升，确保受精卵可以在舒适温暖的环境中持续着床，因此孕激素又被称为"像妈妈一样的激素"。

月经来潮前，女性除了出现皮肤油腻、身体水肿等现象外，连脾气也会变得莫名暴躁，这都是由于体内大量分泌孕激素所致。

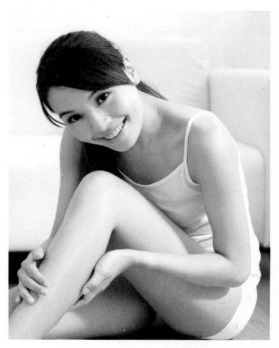

两种重要的性激素

	雌激素（卵泡激素）	孕激素（黄体激素）
作用	◎使子宫内膜增厚 ◎使女性第二性征更加明显、皮肤充满弹性、秀发飘逸 ◎预防骨质疏松 ◎抑制脂质增长	◎使受精卵更易于在子宫内膜着床 ◎妊娠过程中保护胎儿顺利生长 ◎使体温上升
分泌较多的时期	月经期后到排卵前	排卵后到月经期前

这两种性激素接受大脑的调节作用，在女性体内按照一定规律周期性地进行分泌，任何原因（如下丘脑或垂体调节功能不良）导致的激素分泌异常，都会对女性妊娠造成影响。

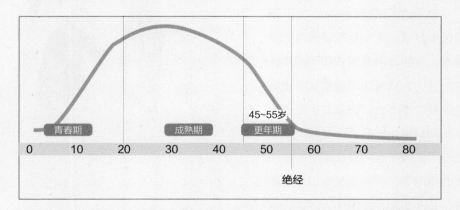

雌激素分泌量与女性年龄的关系

女性进入青春期后雌激素分泌量逐渐增加，开始出现月经周期并已做好妊娠分娩的准备，至30岁左右时雌激素分泌量达到高峰，此后逐渐降低，至45岁左右分泌量锐减，直至绝经。

3.有月经也不一定
会怀孕

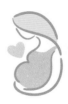

很多女性判断自己能怀孕，甚至决定何时生育的标准是"一直都有月经"，认为"只要能来月经，就还能怀孕"，其实这是很大的误区。前面我们已经说过，怀孕的一个必要条件是女性能排卵。但是，有月经的女性并不一定会正常排卵。

我们前面也讲了月经周期的形成。通常情况下，体内激素接受大脑的调节，大脑向卵巢发出指令，使卵巢分泌各种激素，促使卵巢排卵和月经来潮。

但如果口服避孕药，由于避孕药中含有一定剂量的雌激素和孕激素，可使体内雌激素和孕激素水平上升，大脑对体内激素水平进行监测后，便不再向卵巢发出指令，于是卵巢停止排卵，由此起到避孕的作用。但子宫内膜在避孕药雌激素的作用下，照常生长并周期性剥脱，从而引起月经来潮。因此，来了月经并一定就会排卵。

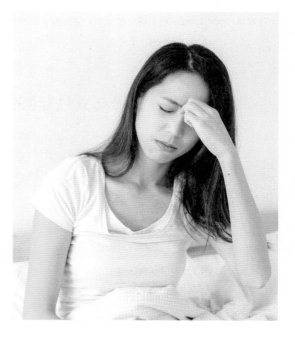

女人35岁以后，卵巢功能下降，加上社会、生活压力过大，很容易导致内分泌失衡，激素水平紊乱，造成经血量改变、月经周期变化等"月经失调"现象。此时如果备孕，就要规律检测基础体温，观察是否正常排卵。

4. 月经不调可能
导致不孕

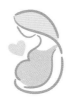

　　每隔一个月左右，子宫内膜发生一次增厚、血管增生、腺体生长分泌以及子宫内膜坏死脱落并伴随出血的周期性变化，这种生理上的循环周期就叫作月经周期。掌握月经周期，了解排卵日，是成功妊娠的第一步。

👣 月经周期的过程

　　● 进入青春期后，在下丘脑的控制下，垂体前叶分泌卵泡刺激素（FSH）和少量黄体生成素（LH），促使卵巢内卵泡发育成熟；并开始分泌雌激素，使子宫内膜发生增生性变化，以利于受精卵在此顺利着床。

　　● 卵泡渐趋成熟，通过对下丘脑垂体的正反馈作用，形成黄体生成素释放高峰，引起成熟的卵泡排卵。

　　● 排卵后的卵泡形成黄体，并分泌雌激素和孕激素。子宫内膜在孕激素的作用下，加速生长和机能分化，进一步增厚，转变为分泌期内膜。

　　● 排出的卵子被输卵管末端的输卵管伞拾取，进入输卵管和精子结合，从而完成受精。如果卵子没有完成受精，2周后会随子宫内膜一起被排出体外，完成一次月经周期。

　　● 周而复始，直至卵子与精子结合形成受精卵，进入妊娠阶段。

月经不调可能引起不孕

月经周期主要是由下丘脑－垂体－卵巢三者之间的相互作用来调节的，下丘脑调节垂体的功能，而垂体又调节卵巢的功能。不管其中哪个环节出错都会诱发月经不调。而卵巢的功能异常会影响到女性正常排卵，甚至不排卵，从而会引起不孕问题。

月经不调的原因是复杂多样的，有诱发不孕的可能，特别是器质性原因，如卵巢早衰、多囊卵巢综合征、子宫肌瘤、子宫内膜癌等引起的月经不调，如得不到及时治疗，很可能会影响日后生育。因此，为了避免月经不调而酿成不良后果，发现月经不调的时候就得及时调理。

女性出现月经不调，首先应该先排查全身或内外生殖器的器质性病变，以便对症下药。一般来说，引起女性月经不调的全身性疾病包括血液病、肝病、甲状腺疾病、肾上腺疾病等；内外生殖器病变有子宫肌瘤、子宫内膜癌、子宫内膜息肉等。

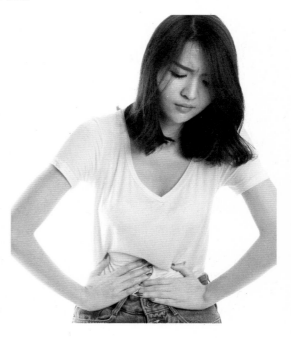

备孕女性可以通过B超检查、宫腔镜检查、子宫内膜病理检查来进行诊断，视情况而采用手术、宫腔镜下子宫内膜息肉摘除或药物治疗等方式。如果检查结果显示备孕女性没有全身，特别是生殖器的器质性病变，那么，月经不调多数是由神经内分泌机制失常引起的。若是检查出月经不调是由机体激素分泌较低而引起的，备孕女性可在医生的指导下适当服用一些甲状腺素，以增强卵巢功能，帮助调理月经。

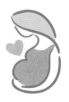

5. 年龄增长导致 受孕概率降低

娱乐圈诸多大龄女星相继怀孕生子，不仅生出健康宝宝，并且产后迅速恢复曼妙身材，这让许多大龄女性有了莫名的信心，认为女人无论何时都能怀孕"造人"。

但是，千万不要被这样的特例误导。女性到30岁以后，受孕能力就会下降：35岁以前受孕成功率约为37%，但是到了45岁以后这一概率会锐减到3%。而且35岁以上的女性在怀孕期间出现并发症的风险会更高。

易生畸胎
女性21岁生育先天愚型儿的比例为1∶1667，35岁时达到1∶375，45岁时甚至达到1∶30，其他一些先天性疾病，如先天性心血管畸形、唇裂等，发病率也明显增加。

患癌概率增加
随着年龄的增加，罹患各种癌症或癌前病变的风险就跟着增加，若是此时没有察觉患病而怀孕，就会加快病程的发展，延误治疗的时机。

卵子老化

生育年龄过大，卵子受环境和疾病的影响增多，卵巢功能也开始减退，容易发生卵子染色体老化，最终导致畸胎的发生率增高。

难产

年龄过大，产道和会阴弹性不足，骨盆的关节变硬、不易扩张，子宫的收缩力和阴道的伸张力也较差，以至于分娩时间延长，容易发生难产。

思想压力

养育孩子需要极度的耐心和爱，在精力、体力和思想上，是否已经做好了接受他、教育他的准备？这都会给高龄生育者带来思想压力。

女性最佳生育年龄

正常女性一般最佳生育年龄是23~29岁。如果一年排12个卵子，那么这7年时间会排出84个卵子，她的最佳受孕机会也只有84次。而在日常生活中，不可能每时每刻都准备好了，所以，有将近一半的卵子流失了。而过了35岁，则受孕概率会急剧下降，到了40岁以后，怀孕的可能性已经很小了。

此外，女性29岁之后，身体生理功能发生衰退，怀孕的时候发生的流产概率也要高一些。因此，建议女性最好在30岁之前生育孩子。

6. 卵子老化导致
受孕能力下降

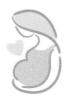

　　保持精子和卵子的活力是备孕的第一手准备。但是女性大约在30岁以后，卵子会随着年龄的增加而逐渐老化，受孕能力就会下降，而且35岁以上的女性在怀孕期间患并发症的风险会更高。

质量老化

　　女性的原始生殖细胞在胎儿期就已经形成，但随着时间的推移，卵子会出现老化。与年轻时的卵子相比，老化卵子存在受精成功率降低、染色体异常发生率增高等各种问题。即使成功受精，由于卵子的成长能力下降，不要说孩子出生，就连受精卵能否顺利生长发育也是个问题；或者最终导致畸胎的发生率增高，出现畸形及智力低下的情况。

数量逐渐减少

　　女性胎儿体内大约有500万个卵子，到出生时卵子减少为200万个左右，月经初潮时卵子只剩下20万~40万个。女性一生中大约经历500次月经，每次月经来潮都会损失卵子，使得卵巢中的卵子储备迅速减少。

　　女人一生排出的成熟卵子是400~500个。正常女性一般在一个月经周期的时候会排出一个卵子，个别女性会排出两个卵子。也就是说，女性一生共有400多次受孕机会。但是，由于女性的生育年龄以及其他因素的影响，受孕机会是远远小于400次的。

妊娠与年龄关系的对比

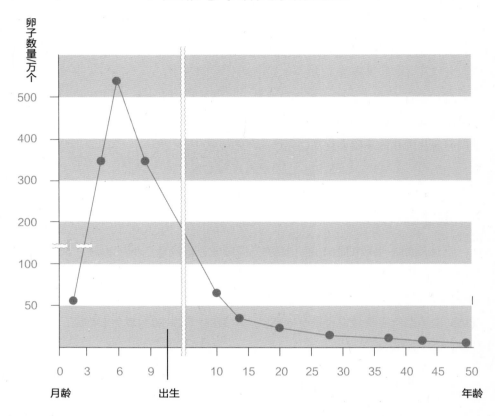

胎儿时期卵子数量最多，大约为500万个。出生后，卵子数量逐渐减少，至月经初潮时为20万~40万个，而闭经时卵子数量则接近为0。

好习惯延缓卵子老化

◎ 不抽烟、不喝酒。香烟中的毒素不仅会危害卵子，而且还会造成卵巢老化。

◎ 不熬夜、规律作息。经常熬夜、生活规律被打乱，直接影响内分泌环境平衡。而激素的分泌失调会使卵巢的功能发生紊乱，影响卵子的发育成熟及排出。

◎ 经常站起来走动一下。长时间坐着不动对骨盆内的血液循环最为不利。如果不能经常锻炼，就抓紧一切机会站起来走走吧。

7.男性的精子不会老化

卵子会随着女性年龄的增长逐渐减少并老化。与卵子不同，精子在男性出生后依旧可以不断增殖、更新，不会随年龄增长逐渐老化。

- **精子不断增殖更新。** 男性一次射精的精子数量达4亿，每天产生的精子数量高达1亿之多。此外，附睾可以在10天内迅速补货至满仓状态。
- **精子质量没有下降。** 数据显示，20岁男性的精子与40岁男性的精子相比，在等待妊娠时间方面并无较大差别。所以精子质量亦不会随精巢老化出现质量下降的情况。

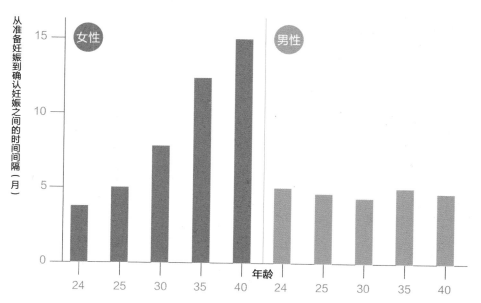

妊娠与年龄关系的对比

女性随着年龄的增加，从准备要宝宝到成功怀上宝宝的时间间隔越来越长；而与此相对，男性则无明显变化。

8. 夫妻生活对怀孕的影响

对于想要宝宝的夫妻而言，性生活是不可或缺的重要一环。但是每年都有越来越多的夫妻饱受性冷淡的困扰，同房次数日趋减少，甚至出现"无性婚姻"的情况，这些都使得夫妻双方原本较低的受孕成功率变得更低。

性冷淡可能与性行为障碍有关

性冷淡导致性生活不和谐，很可能与性行为障碍有关。性行为障碍是指虽然男女双方互有性欲但不能顺利完成性行为的情况，它可能与身体或心理因素直接相关。

女性

◎ 女性阴道干燥、阴道窄小或者罹患子宫内膜异位症等，都会导致女性产生性交痛，妨碍性行为的正常进行。

◎ 曾经遭受性侵的女性会对性行为抱有强烈的厌恶感；对身材过度不自信或者害怕男性生殖器进入阴道等情况，也会使女性无法正常进行性行为。

男性

◎ 男性会存在勃起功能障碍（ED）情况，阴茎持续不能达到或维持足够的勃起，导致夫妻双方无法获得满意的性生活。

◎ 射精障碍也是性行为障碍中的一种类型，虽然可以正常勃起，但是却无法在女性体内正常射精，而出现早泄、迟泄等情况，严重妨碍两性间正常的性生活。

夫妻要互相体谅，密切配合

○ 消除顾虑

性欲减退并不意味着完全消失，暂时消失并不意味着永久消失，要正确认识和理解这种生理变化，做好心理调节，另外通过咨询和治疗完全可以恢复和维持充分的性兴趣，使性关系恢复和谐。

○ 饮食助攻

可以多吃具有补肾强欲功能的食物，譬如韭菜、胡萝卜、狗肉、羊肉、雀肉、雀蛋、河虾、鲨鱼、甲鱼、乌贼蛋、蜂王浆等；多补充营养，如B族维生素、维生素E、L-苯丙氨酸及酪氨酸、锌等。

○ 夫妻密切配合

丈夫要在生活上多关心妻子，在妻子拒绝房事时，要多哄哄她，多说些甜言蜜语，千万不要冷言冷语；必要时可以去医院咨询和治疗。

○ 避免滥用药物

如镇静剂和安眠剂、抗组织胺药物、抗胃痉挛药物、抗高血压药物等；适时调节情绪，注意劳逸结合等。

○ 多些拥抱爱抚

生活中夫妻要多些亲密接触，如拥抱、爱抚等，都能增加亲密感，让女性重新爱上性生活。另外，经常按摩也能起到增强性欲的效果。比如按摩能够激起性欲与性兴奋的体表带或穴位，如女子耳朵、颈部、大腿内侧、腋下、乳房、乳头等部位，其敏感点有会阴、会阳、命门、阴陵泉等穴。

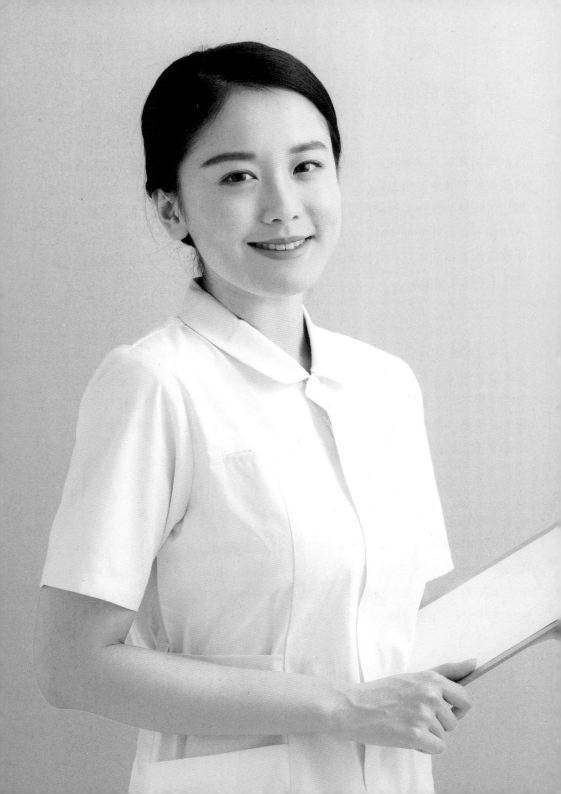

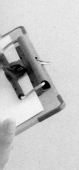

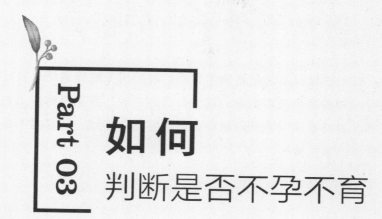

Part 03

如何
判断是否不孕不育

　　肚子迟迟没有动静，是时机未到，还是不孕不育？是静养身体，还是去医院医治？这是一个问题。不孕不育的标准是什么呢？该怎么自检是否身体不适呢？只有先了解自己的身体，才能孕育新生命。

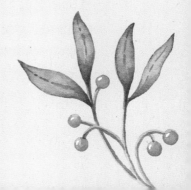

1. 男女不孕不育的排查

有一些疑似不孕患者草木皆兵，对照网上的搜索结果自己给自己找病；还有一种患者是疏忽大意，以为自己还年轻，真正很难怀上的时候才到医院来看。其实发现问题及时就诊总归是好的，不过，到底是不是不孕，还是有办法自己来判断的。

男性不育10步排查

- **睾丸**：如果睾丸发育不良及其他获得性疾病，可导致不育症。
- **精囊、输精管**：精囊和输精管出现炎症、粘连、阻塞等可导致不育。
- **精液**：少精子症、无精子症、死精症、精子成活率低、活动力差、精子畸形、精液液化不良等，是造成男性不育的主要原因。
- **尿道**：尿道炎症或细菌病毒感染等，会影响精子的质量，造成不育。
- **附睾**：病原体微生物的侵蚀，炎症反应或其他疾病可导致不育症。
- **前列腺**：前列腺如果出现炎症、感染等，会使精子成活率低下、活动力差、少精、死精、液化不良等问题，造成不育症。
- **射精功能障碍**：常见的不射精、逆行射精等射精功能障碍，精液不能从尿道口射出，导致不育。
- **性功能障碍**：阳痿、早泄等男性性功能障碍，使精子不能正常射进女性的阴道深处，致使不能怀孕。
- **性激素**：性激素水平失调、雄性激素减少等致使生精功能障碍，使精子不能正常产生，致使不能怀孕。
- **免疫因素**：精液中抗原物质与人体免疫系统产生不良反应，出现抗精子抗体等，导致不育。

女性不孕11步排查

◦ **卵巢**：是生产卵子的地方，卵巢发育不良、炎症、囊肿等均可影响卵子生成和发育，导致不孕。

◦ **子宫**：是孕妇孕育宝宝的摇篮，受精卵要在这里着床，并发育成胎儿。很多女性因为宫腔炎症、粘连、子宫内膜异位症、子宫发育不良等问题，导致不孕。

◦ **输卵管**：是输送卵子的唯一通道，也是精子与卵子结合的地方，由于输卵管炎症、粘连、阻塞等导致不孕。

◦ **宫颈口**：是精子进入子宫的第一关口，如果发生肿瘤、炎症、糜烂或其他感染，造成宫颈堵塞、变形等可使得怀孕失败。

◦ **阴道**：阴道尿道的炎症以及感染等，炎症的细胞和病原体会直接或间接影响精子的质量，导致不孕。

◦ **排卵障碍**：女性的下丘脑-垂体-卵巢轴功能紊乱、伞端粘连等各方面问题，造成排卵异常，也可导致不孕或宫外孕。

◦ **盆腔**：盆腔的各种炎症、感染等慢性疾病，可造成生殖器官病变、功能失调，并影响受孕。

◦ **性激素**：性激素水平异常，可引起子宫内膜发育不良、排卵障碍、卵子不着床导致不孕。

◦ **内分泌**：甲状腺、肾上腺等功能异常，内分泌失调，使女性月经不调、排卵障碍、闭经等造成不孕。

◦ **免疫因素**：产生抗精子抗体、抗卵抗体、抗透明带抗体等不良免疫反应，会杀灭精子或抑制精子与卵子结合，造成无法怀孕。

◦ **全身性因素**：部分女性由于身体弱、营养不良、流产后遗症、习惯性流产等各种原因引起生育异常。

2.卵巢早衰会致女性不孕

卵巢是女性不可缺少的生殖器官，具有产生卵子、培育卵子、排出卵子的重要作用。卵巢的早衰可以直接造成雌、孕激素的缺少，身体的新陈代谢出现紊乱，最终影响到女性怀孕。

卵巢早衰导致不孕的原理：卵巢早衰使得体内激素无法正常生成，导致子宫萎缩、卵巢萎缩，卵巢早衰无法产生健康的卵子，无法与精子结合，从而导致女性不能怀孕。

卵巢早衰导致女性不孕

血液中卵泡雌激素（FSH）和黄体生成素（LH）过高，反馈性抑制卵巢产生雌二醇和孕酮，先是出现月经量减少、月经周期后推1~2个月，最后出现闭经。因为月经不调或闭经，自然会导致不孕。

有的卵巢早衰伴随血液中睾酮（T）升高，睾酮升高可中和血液中雌二醇，使雌二醇减少，影响卵泡发育成熟和正常排卵；同时过多的睾酮可妨碍卵泡和排卵，而促使其萎缩和闭锁。由于没有正常的排卵，就会导致不孕。

卵巢正常功能被抑制，使卵巢功能低下，可表现为月经稀发、经量减少、无排卵和黄体功能不足，最后闭经。这同样会导致不孕。

一般来说，卵巢早衰不治疗自然受孕的概率很渺茫。因此患有该疾病的患者需要及早的进行治疗，首先要确定是什么因素导致卵巢早衰，然后有针对性地治疗，只要恢复了卵巢正常的排卵功能，成功受孕的机会还是比较大的。

3. 自测卵巢早衰的程度

卵巢用于分泌女性激素和产生卵子，维持女性的性功能和三围体态等，对女性的妊娠功不可没。正常的卵巢在45~50岁以后才开始衰退，但有些女性体内的激素水平失衡，在不知不觉中就提前进入了衰老期。

当女性脸上开始出现色斑、皱纹，没有了光泽和弹性，往往暗示着卵巢功能的衰退。卵巢早衰还会带来月经失调、闭经、妇科肿瘤、心血管疾病、骨质疏松等一系列问题。所以，女性要提高警惕，及时治疗，如果忽视不理，则很可能引发卵巢病变，后果则会不堪设想。

卵巢早衰的后果

- 容易发生性腺发育继发不孕，数年后月经逐渐稀少直到闭经。
- 容易导致性腺未发育、原发闭经、性腺发育不全、初潮延迟或月经不规则、痛经。
- 容易导致乳房萎缩下垂、皮肤松弛粗糙、紧张、多梦、多疑、心悸、骨质疏松、关节痛、生殖器官炎症、子宫下垂、尿失禁、便秘、痘痘、色斑等。
- 容易导致不排卵、性腺功能减退、盗汗、便秘、脱发、阴道干燥、性生活痛、性欲下降、甲状腺功能低下、泌尿系感染、体重增加、焦虑、多疑等。

自测卵巢早衰程度

女性朋友可以用卵巢功能评分表自我诊断自己的卵巢功能衰退的程度。对照身体情况，在□处打"√"：

☐ 女性第二性征不明显，缺乏坚挺的胸部、纤细的腰肢、饱满的臀部。

☐ 嗓音逐渐粗哑，缺乏女性温柔特质。

☐ 女性魅力减少，乳房开始下垂，出现产后松弛及哺乳后萎缩，失去弹性及饱满。

☐ 肤色灰暗无光泽，肤质粗糙、干燥，出现皱纹、色斑、中年暗疮，肌肤缺乏弹性。

☐ 体态变化，骤然发胖，脂肪大量堆积于腰、腹、臀，失去玲珑曲线。

☐ 更年期提前，面色潮红，常常难以自控，焦虑抑郁，丧失自信，健忘多梦，易失眠。

☐ 内分泌失调，白带过多过稀，或呈现异味、异常色泽，阴道分泌物不足。

☐ "性"情变化，阴道分泌物少，较难享受性高潮，"性"福不再。

☐ 容易患上妇科疾患，常常发生由于免疫力不足导致细菌感染的炎症。

☐ 经前综合征，月经失调、没有规律，痛经，经期过长或过短，经量过多。

1个"√"表示卵巢功能稍差，应注意生活方式及生活习惯。

2个"√"表示卵巢功能出现紊乱，应适度进行保养。

3个"√"及以上，表示卵巢功能衰退，趋向疾病状态，应立即去医院就医。

4. 中医对卵巢早衰 的辨证疗法

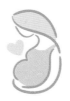

传统中医认为，肾藏精，主生长、发育、生殖，肾与生殖功能的调整是通过脑-肾-冲任-胞宫轴进行的，充实的肾精是排卵的物质基础。肾虚少精是卵巢早衰的主要原因，以补肾活血法治疗效果较好。

卵巢早衰中医辨证论治

卵巢早衰的中医治疗基础是中药多系统、多环节的整体调节作用，它本身不是激素，但有明显的调节能力，特别是能够提高卵巢对促性激素反应性和卵巢中性激素受体的含量，因而对卵巢早衰有一定的治疗作用。

目前，治疗卵巢早衰多以中医调理任督二脉，激活机体原有免疫与内分泌机制，恢复卵巢生理功能。

肾阴虚型

经断前后，头晕耳鸣，腰酸腿软，烘热汗出，五心烦热，失眠多梦，口燥咽干，或皮肤瘙痒，月经周期紊乱，量少或多，经色鲜红，舌红苔少，脉细数。

▶ **治疗法则**

滋肾益阴，育阴潜阳。

肾阳虚型

经断前后，头晕耳鸣，腰痛，腹冷阴坠，形寒肢冷，小便频数或失禁，带下量多，月经不调，量多或少，色淡质稀，精神萎靡，面色灰黯，舌淡，苔白滑，脉沉细而迟。

▶ **治疗法则**

温肾壮阳，填精养血。

呵护卵巢的食疗方

生姜红糖水

将切碎的生姜拌入红糖中，包上保鲜膜隔水蒸熟，放凉后装入罐中保存。每天食用1匙，用温水吞服。此方可调节卵巢内分泌，起到保护作用。

枸杞红枣鸡蛋汤

枸杞30克，红枣10个，鸡蛋2个。将枸杞洗净，红枣去核，一起放入锅中，加适量清水煮沸后，加入鸡蛋煮熟，调味即可。此方具有滋补肝肾、补气养血功效，对卵巢保养很有益处。

刀豆壳橘皮饮

刀豆壳10克，橘皮6克。将刀豆壳、橘皮洗净，入锅，加水煎煮30分钟，去渣取汁即成。此方具有疏肝解郁、理气化痰的功效，适用于肝郁气滞型卵巢早衰。

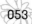

5. 卵巢早衰需调整 生活方式

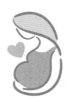

卵巢健康，女性的卵泡才能正常地发育，并和性激素共同为备孕妈妈们创造受孕的条件。而育龄女性随着年龄增长，卵巢的功能开始衰退；加上生活压力大、工作紧张，女性若长期处在紧张状态，会使大脑皮质不稳定，引起脑垂体激素分泌量减少，直接导致卵巢分泌的激素量减少，使卵巢功能退化。所以应该在日常生活中注意保养卵巢，保持卵巢的年轻化。

保养卵巢的生活方式

良好的作息
长期熬夜会损伤女性经血，耗费精、气、神，损伤肾气，影响卵巢功能。因此晚上入睡前不要过度上网和谈论刺激神经兴奋的话题，以免精神过度紧张和兴奋。不要熬夜，每天都应该定时入睡，晚上11点前入睡可以保持良好的新陈代谢，减慢卵巢衰老的速度。

营养均衡
许多育龄女性因为贪图形体瘦而减肥，但如果每天不能摄入足够多的营养，人体便会处于营养不良的状态，卵巢就有可能因此受到影响。所以生活要有规律、膳食合理，多食用有助于保养卵巢的食物，如瘦肉、蔬果、坚果等，少吃不利健康的垃圾食品，不吸烟饮酒。

保持心情愉快，释放压力
长时间处于精神高度紧张状态的女性更容易衰老，肌肤暗淡无光，也不利于卵巢的保养。而长期抑郁会直接影响卵巢和乳腺，长期肝气郁结势必会影响卵巢功能。因此，无论工作再繁忙，都应该保持乐观的精神，给自己释放精神压力。

● 适当的运动

缺乏锻炼的女性，卵巢早衰的现象比经常锻炼的女性要提前很多。因此，抽出时间来锻炼身体，既可以保持形体优美，还有助于保养卵巢，一举两得。

● 避免久坐

久坐姿势会直接影响盆腔生殖器官中卵巢和子宫等的血液循环，久而久之会影响卵巢的正常功能，从而加重卵巢早衰的发生，并且增加治疗卵巢早衰的难度。

● 节制性生活

夫妻性生活是一把双刃剑，在带来男女双方愉悦的同时，频繁性事会损伤肾精、肾阳等，导致肾气衰败，引起卵巢功能衰退。

● 慎重适当补充药物

女性不要随便补充各种药物，特别是一些成分不明的药物，不当的补充反而会导致卵巢的过度刺激，产生很大的不良反应，会适得其反加重闭经的症状。

● 远离辐射

现代女性很喜欢整天面对着手机和电脑，殊不知长期在电脑面前工作辐射很大，大脑通过垂体神经调节影响卵巢和子宫的生殖功能，尤其对闭经女性会加重其症状。

社会上的"卵巢保养"是没有科学依据的

正常情况下女性平躺时是触摸不到卵巢的，它深入盆腔里面，前面有膀胱后面有直肠，在做腹部B超时，病人喝大量水使膀胱充盈起来，B超医生才能看到卵巢。

所以，一般的手法按摩根本无法触及卵巢，更谈不上"卵巢保养"，除非有肿瘤的情况下才能触摸到。而患者如果在有肿瘤的情况下做腹部按摩，容易导致肿瘤长大甚至瘤体破裂。

6. 基础体温曲线图 可预测排卵期

基础体温是每天清晨睡醒后，在起床前同一时间点测量的体温。月经周期中，排卵以前的基础体温常较低，在36.4~36.6℃。排卵时体温稍下降，排卵后体温平均上升0.5℃左右，一直维持到月经来潮前才开始下降。将每天测量的体温绘制成曲线图，可以更加清楚地了解性激素的分泌趋势，提前预测排卵期，这对备孕女性至关重要。

测量基础体温的作用

判断是否排卵，指导避孕。如果24小时之内，体温增高了0.3~0.6℃，甚至更高，表示处于排卵的状态。

诊断早孕和判断孕早期安危。如果持续两周以上较高的基础体温，有可能是怀孕了。孕早期BBT曲线渐渐下降，则表示黄体功能不足或胎盘功能不良，有流产倾向。

观察黄体功能。若BBT呈阶梯形上升，曲线3日后才达高水平或BBT稳定上升<11日，可诊断为黄体功能不足。

提示其他病变。经期BBT不降低，可能有子宫内膜异位症或早期亚临床流产。原发闭经患者BBT呈双相型时，可考虑子宫性闭经。

推算适宜的内膜活检时间。周期不规则的患者，要了解子宫内膜有无分泌反应和黄体的功能，应在BBT上升后估计下次月经来潮前2~3日做内膜活检。

基础体温的测量方法

有些女性在排卵前后体温变化不大，基础体温不能明显区别为高温期和低温期，此时就需要较长时间的监测，从至少3个月的曲线图中找出规律，再对排卵期进行推测。

☐ **每天早晨醒后，不起床，躺在床上立刻进行测量。**
保持平静状态，不要进行运动。

☐ **每天在同一时间段，进行测量。**
每天测量时间不一致，将会影响测量结果的准确性。

☐ **使用妇产科专用体温计。**
妇产科专用体温计与一般体温计相比，测量更加准确。

☐ **将体温计放在舌下进行测量。**
相比腋窝，舌下测量体温稳定性更高，更适合测量基础体温。

☐ **保证充足的睡眠。**
保持良好的睡眠，测量应在至少熟睡4个小时后进行。

☐ **详细记录作息时间。**
记录睡眠时间，有无紧张焦虑等一般情况。

☐ **未能连续测量也没关系。**
一两天忘记测量也没关系，但如果条件允许，尽可能连续进行测量。

绘制体温变化曲线图

检测基础体温时，体温会出现细微的变化，即便没有出现十分明显的变化也没有关系。低温期向高温期变化时，体温陡然下降就是排卵的标志。

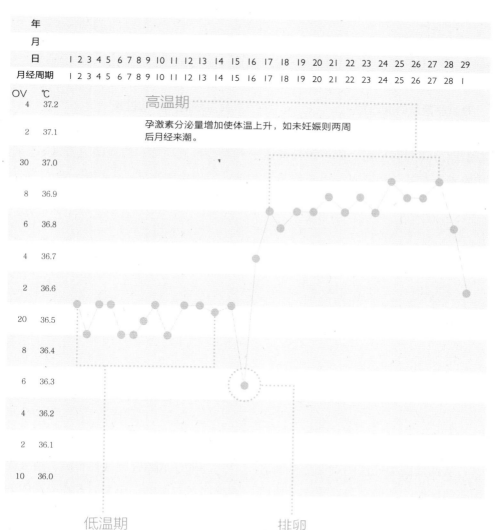

低温期
月经来潮第一天至排卵前体温普遍较低，持续时间因人而异。

排卵
体温徒然下降，此日至次日为排卵期（也会有体温未徒然下降的情况）。

出现这种情况需要引起注意

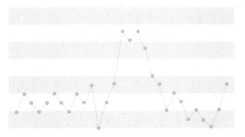

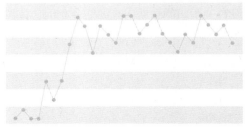

高温期持续时间过短

通常高温期可持续14天左右，如高温期持续时间过短，则可能与黄体功能不全有关，也有可能由于卵子发育不成熟所致，应尽早就医。

高温期持续时间过长

排卵后，如高温期持续17天以上可考虑妊娠可能，应就诊进行进一步检查，以排除宫外孕、流产等可能。

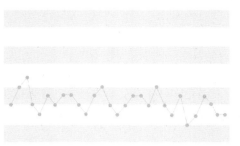

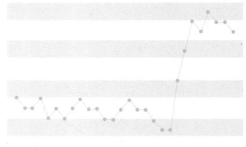

无法区分低温期和高温期

从曲线图中无法明确区分低温区和高温区时，即便有月经来潮，也可能没有排卵期。如果这种情况持续40天以上，应去医院进行检查。

低温期持续时间过长

与卵子成熟时间过长有关，进入高温期时可有排卵，而未进入高温期时则始终没有排卵，也没有月经来潮。此时应去医院进行相关检查。

7. 男性精液的正常标准

　　精子自睾丸生产后，需经过输精管、射精管和尿道，然后进入女方的阴道、子宫和输卵管，才能完成与卵子结合的生育使命。而在男子生殖系统中，精囊腺、前列腺和尿道球腺等各自会分泌不少液体，它们联合组成精液浆。精液浆负责输送数以万计的精子去女性阴道的"保驾护航"任务。

　　根据国际卫生组织规定，精液正常的标准如下：

精液量	每次射精2.0ml以上
pH值	7.2~8.0
精子密度	每毫升20×10^6个以上
精子总计数	每次射精40×10^6个以上
形态	30%以上的精子头部形态正常
存活率	75%以上的精子存活
活动力	射精后60分钟内，50%以上的精子具有前向运动（即A级和B级）能力；或25%以上的精子具有快速前向运动（A级）能力
液化时间	室温下，60分钟以内颜色为均匀的灰白色
白细胞	少于每毫升1×10^6个
免疫试验	附着珠上的精子少于20%
MAR试验	附着珠上的精子少于10%

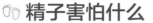

精子害怕什么

因为精子不耐高温，所以它的产生需要低温环境。阴囊保持囊内的温度低于体温也是这个原因，如果处于高热的状态下，会死掉很多的精子。有些备孕爸爸们很喜欢洗桑拿浴，却不知桑拿浴过高的温度会使男性精子质量和活力降低，严重的话还会造成男性不育。为了优生大业，建议备孕男性还是慎洗桑拿浴，尽量选择在家快捷淋浴吧。

除了害怕高温和酸性环境之外，精子还害怕以下这些危害：

吸烟酗酒。香烟中的尼古丁能杀死精子，长期大量吸烟会使精子的存活率降低，畸形率升高。酗酒则会导致生殖腺功能降低，使精子中染色体异常。

不良饮食习惯。精子产生需要足够的营养供给，如果饮食单调，摄入营养素不充足，则会使体内的含锌量下降。锌缺乏会使精子数量下降，严重者还会丧失生育能力。

不良精神因素。心情郁闷，情绪长期波动不稳，都可直接影响神经系统和内分泌的功能，使睾丸生精功能发生紊乱。

滥用药物。滥用镇静药和抗肿瘤药会引起精子生长障碍，精子染色体损害。

房事过频。如果房事过频不仅会导致勃起功能障碍，也会使射精时所含的精子量减少。精子量减少则不利于妻子受孕。

趴着睡觉。趴着睡会使得阴囊的温度升高，还会压迫心脏，影响男性身体的血液循环，而这样长期血液供给不足，则可能导致男性勃起功能障碍。

手机放在裤兜里。因为男性的生殖细胞和精子对电磁辐射很敏感，所以手机尽量不要放在靠近睾丸的裤兜里。

8.腹腔镜在不孕症 诊疗上的应用

对于女性来说，患上不孕症是不幸的，好在随着医学的进步，出现了一种比较先进的技术——腹腔镜。腹腔镜手术是一门新兴的微创方法，使过去的开放性手术被腔内手术取代，可以观察盆腔内情况，揪出不孕"祸首"，具有痛苦小、出血少、手术时间短、术后恢复快、无需住院、并发症少、不影响卵巢功能等特点。

腹腔镜的主要应用

输卵管因素不孕者

在腹腔镜直视下观察盆腔，注入稀释的美蓝液，观察输卵管是否通畅。如果注入美蓝液无阻力，美蓝液流经输卵管，溢入盆腔，即证明输卵管通畅。通而不畅者推液时有轻度阻力，不通者推液阻力大。

不明原因的不孕

不明原因的不孕患者通过这种技术检查，大部分都能找到不孕原因，得到合理的诊疗。

盆腔粘连致不孕症

可以观察到输卵管、卵巢周围粘连的范围和程度，分解粘连，治疗输卵管扭曲导致的受精卵输送障碍及卵巢排卵困难，促进怀孕。

多囊卵巢综合征所致不孕

医治病灶，使激素水平下降，从而提高妊娠率。

子宫内膜异位所致不孕症

镜下可确诊病变，并可去除病灶。

9. 宫腔镜的应用

宫腔镜手术是指用宫腔镜来进行的微创手术，不需要开腹，手术过程中痛苦小，术后恢复好，不影响卵巢功能，所以被很多子宫疾病患者所亲睐。

宫腔镜手术操作过程

麻醉	宫腔镜手术的麻醉要根据手术时间的长短和手术难度，以及病人的健康状况，来选择最佳的麻醉方法、麻醉药物和监测内容。通常选用的麻醉方法有：硬脊膜外腔阻滞麻醉、静脉麻醉、全身麻醉
体位	膀胱截石位
常规方法	冲洗消毒外阴、阴道，外阴铺盖无菌巾
复查子宫位置、大小及附件情况	用窥阴器扩张阴道，暴露子宫颈；用0.5%碘伏消毒宫颈后，用宫颈钳钳夹宫颈前唇给予牵引，消毒子宫颈管；用子宫探条探查子宫位置和深度，并用扩宫器扩张宫颈
连接仪器	连接仪器，调整各参数至正常范围，准备好膨宫液，即42℃，3000ml等渗盐水，并设定好膨宫压力在10.7~16.0kPa，流量26.7~40.0kPa。经控压膨宫装置将宫腔镜进水孔道与膨宫液相连，将光纤与冷光源连接好，打开电源并调节到合适的亮度。将宫腔镜上的限位器固定在探得的宫腔深度处。排尽镜管及连接管中气泡，将宫腔镜顺宫腔方向插入到子宫颈内口，打开控压膨宫装置的电源，在设定压力下注入膨宫液，待镜体排孔流出的液体清亮后，将镜体朝子宫腔内推进，待子宫腔充分扩展后即可进行观察
存活率	在电视监视系统下按顺序检查子宫后、前、侧壁和宫底、子宫角以及输卵管子宫口各部分，根据需要需在宫腔镜下做相应的手术治疗。在检查中注意宫腔形态，有无子宫内异常或病变。最后在缓慢退出镜管时仔细观察子宫颈内口和子宫颈管。检查完毕后，根据需要再在宫腔镜下做相应的手术治疗，如子宫内膜活组织检查、息肉摘除、子宫内异物取出、子宫内粘连分解、子宫纵隔切开等
手术完成	手术完成后，关闭各仪器电源。记录膨宫液用量，并将仪器归位

10. 心理治疗对
不孕不育的影响

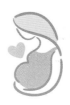

　　妊娠的复杂性决定了不孕不育检测病因的难度与偶然性，在治疗的过程中也不能依赖单一的治疗手段，目前不孕不育治疗涉及的学科有物理学、医药化学、手术学、心理学等。尤其心理上的治疗对孕育的帮助不可低估，有效的心理调节可以对精子与卵子结合的成功概率提高20%~35%。

心理障碍影响不孕不育的治疗

　　不孕不育症患者的心理障碍，主要体现在自卑感、心神不安、精神紧张、社交减少、对生活缺乏兴趣、焦躁多怒、不愿或忌讳与他人交谈生育方面的事情。

　　长期不孕、特别是经多方治疗没有效果的，常常导致人际关系敏感、焦虑、抑郁、偏执，随着婚龄的延长、年龄增大，心理上的压力更加沉重，有的甚至存在"后继无人"的失落感，精神压力进一步加重，而越来越缺乏治愈的信心。

治疗不孕不育，心态调整很重要

　　对于不孕症心理障碍的患者，主要还是要靠心理治疗。心理治疗的方式是多方面的，既要靠大夫，也要靠家人、靠自己。

　　　及时到正规医院找大夫咨询。明确不孕症的原因，分清是相对不孕还是绝对不孕，在明确疾病的基础上采取相应的治疗措施，尽早解除不孕的痛苦。

　　　不可忽视家人特别是伴侣的作用。对于不孕症患者，要尊重他们、关心他们、体贴他们，不宜有意无意地埋怨、斥责、挖苦，而需要开导、鼓励、帮助，这样不仅有利于患者康复，而且也有利于家庭和睦、社会安定。

　　　心理上保持健康，减少疑虑、恼、自责、自卑，不怨天尤人、不讳疾忌医、不钻牛角尖。

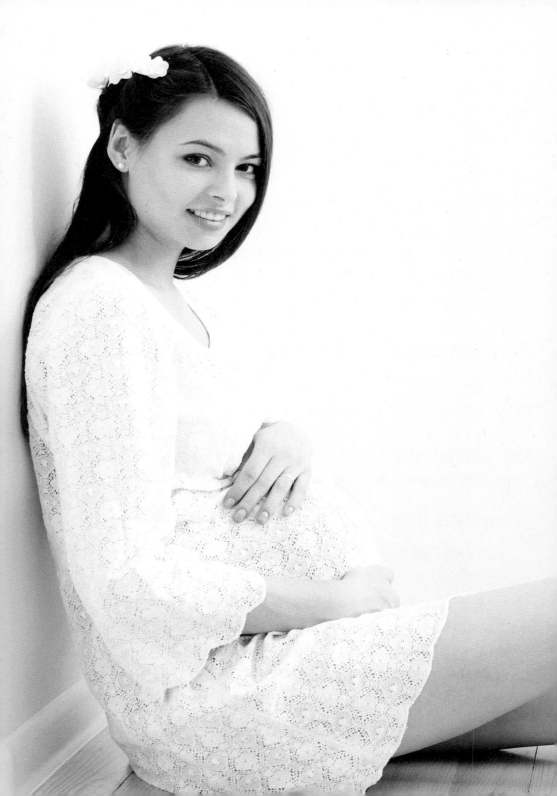

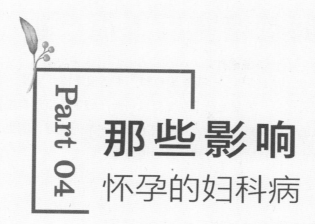

那些影响
怀孕的妇科病

对于渴望宝宝的家庭来说，不孕不育可能是难以承受之重。别伤心，从现在起，和你的另一半共同努力，找出不孕不育的"凶手"，破除不孕不育的魔咒，早日迎来属于你们的健康宝宝吧。

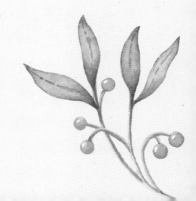

1. 输卵管堵塞后果很严重

史女士和老公结婚5年，一直恩爱有加，生活很幸福，只是一直没有生孩子。眼看时间一天天过去，史女士马上就要变成高龄产妇了，但还是没有怀孕的迹象。夫妻俩在家人的"威逼利诱"下，到医院进行了一系列检查，医生告诉他们不孕主要是因为史女士输卵管粘连，导致孕育通道堵塞。

通畅的输卵管是保证生育的前提

输卵管位于盆腔内，左右各一，是一对细长而弯曲的管，位于子宫阔韧带的上缘，内侧与宫角相连通，外端游离，与卵巢接近，全长为8~15cm。每侧输卵管都有两个开口，一个开口连接子宫角部的宫腔，另一个开口使腹腔与体外直接相通，且向卵巢延伸，末端像一把伞，可以捡拾由卵巢排出的卵子。当卵巢排出卵子后，输卵管伞部便"拾捡"卵子，并使之漂浮在输卵管中。而精子则是在输卵管内与卵子相结合形成受精卵，然后由受精卵迁移到子宫腔内"安家落户"，逐渐发育成胎儿至足月分娩。

因此，通畅的输卵管是保证生育的前提，一旦发生堵塞，就会导致精子和卵子必经的"通道"受阻，精子和卵子就无法进入引起不孕。即使结合成受精卵，但因为"通道"闭塞，受精卵无法游回子宫腔内"安家落户"，在输卵管内"逗留"，可能会引起宫外孕，引发大出血威胁生命安全。

输卵管不通的严重后果

造成宫外孕

顺利怀孕的第一个先决条件是受精卵能到达子宫着地，那么受精卵就必须先经过输卵管。如果输卵管不通畅，那么受精卵就不能顺利地抵达目的地，而选择在半路就停下来，这就造成了妊娠的位置不对，也就是宫外孕。宫外孕约有98%发生在输卵管。

输卵管不通，管腔闭塞、积水或粘连，均会妨碍精子、卵子或受精卵的运行，致使受精卵到达宫腔产生障碍而发生宫外孕。受精卵在输卵管妊娠是难以持久的，在停经后1~2月内，逐渐长大的受精卵会撑破输卵管，造成大出血，引起休克，甚至危及生命。

○ 导致不孕

输卵管堵塞分为原发性和继发性输卵管堵塞。原发性输卵管堵塞即先天性的，出生时就有的，这种堵塞极为少见；而继发性输卵管堵塞，即是后天性的因素所造成的堵塞非常常见，是因一些疾病因素及人为因素造成的，也是引起输卵管堵塞的最主要的因素。

继发性的输卵管不通原因分为机械性和病理性。机械性输卵管阻塞是由一些脱落的栓子及器官的功能性收缩所造成的。常见的栓子有月经期的内膜碎片、血凝块、药物流产及人工流产时由于子宫收缩及流产时的子宫负压吸引的突然解除引起胚胎组织及胚胎附属物。还有的是由于输卵管液的固缩引起输卵管阻塞等；输卵管受到一些刺激时，会发生功能性痉挛致开口及管腔收缩而形成输卵管的梗阻。这样造成输卵管阻塞的机会还是不多的，最常见的原因是病理性的阻塞。病理性多数则由输卵管病变引起，最常见的是输卵管出现炎性病变，输卵管炎的病因是由病原体感染引起，病原体主要有葡萄球菌、链球菌、大肠杆菌、淋球菌、变形杆菌、肺炎球菌、衣原体等所引起。

☂ 输卵管不畅的分类

○ 输卵管通而不畅

输卵管通而不畅情况比较轻微，只要是将输卵管打通就可以怀孕。

○ 输卵管完全不通

这种情况通常比较严重，如果治疗不及时怀孕的概率就很小了。

○ 输卵管闭塞不通

对于输卵管闭塞不通的情况而言，损坏程度较轻，大部分输卵管是正常的，经过治疗以后怀孕的机率很大。

引起输卵管堵塞的原因

造成女性输卵管堵塞的原因通常有下列几种：

先天输卵管堵塞

先天堵塞不通存在三种情况：第一种是输卵管缺失；第二种是输卵管过细；第三种是输卵管内长出了一些小东西，阻碍管腔的通畅。

长期阴道出血

由于妇科肿瘤、功能失调、子宫病变等原因导致月经过多等不规则阴道出血现象，继发炎症感染，导致输卵管堵塞。

妇科炎症

盆腔与生殖泌尿道炎症是造成输卵管堵塞的罪魁祸首。炎症扩散到输卵管时，就会导致输卵管堵塞。

阑尾穿孔

有过阑尾穿孔病史的女性，输卵管受损的机会增加。研究发现，阑尾穿孔使输卵管性不孕的概率增加4~8倍。

过于肥胖或囊肿挤压

身体过胖，脂肪过多，气血不调，内分泌失调，从而使输卵管因受脂肪、肌瘤、囊肿挤压而堵塞。

人工流产

人流手术时由于机械刺激、操作不当或流产不全等多方面原因，导致女性继发各种炎症感染蔓延到盆腔、输卵管，引起输卵管堵塞。

因积液堵塞不通

盆腔积液滞留，气血不能通畅，从而形成通水时积液就被挤压到腹腔，不通水时，盆腔积液生成后就又回到输卵管内。

体质差

女性因体质差，气虚、血虚、脾虚、肾虚、四虚合并症等，会引起输卵管蠕动功能低下，从而造成输卵管扭曲不通。

输卵管不畅的诊断

输卵管通液

将药水在一根管子内从子宫腔里流经输卵管，最后到达盆腔，并根据液体回流情况和阻力情况来判断输卵管是否通畅。

▶ 缺点

误诊率高；会产生疼痛。

超声检查

输卵管的超声检查有普通超声检查和超声下通液两种。

▶ 缺点

临床诊断价值较低；极易引起严重气栓。

腹腔镜检查

腹腔镜检查是临床上比较可靠的一种检查输卵管的方法，腹腔镜可直视输卵管周围的粘连、粘连部位、粘连程度以及输卵管伞端与卵巢之间的解剖关系，并可同时对粘连进行分离治疗。

▶ 缺点

费用高。

输卵管造影

输卵管造影是目前最可靠的检查输卵管的方法，可明确显示输卵管堵塞部位、程度及性质，还可辨认子宫内膜情况、输卵管和盆腔的结核病变情况，准确率可达95%以上。

▶ 缺点

损伤小、恢复快，给患者带来的疼痛小。

保持生殖系统健康，预防输卵管不通

◎ 避免不当的妇科操作。女性在分娩、流产、妇科侵入性检查或治疗时，如果防治感染措施不严格，都容易损伤生殖器官，引发感染。

◎ 积极治疗生殖系统炎症。由邻近组织器官炎症波及感染，如阴道炎、宫颈炎、子宫内膜炎上行感染，也可见于化脓性阑尾炎、腹膜炎等炎症扩散至输卵管。

◎ 预防输卵管感染性疾病。特别是阴道感染，重视生殖系统的保护，注意性生活卫生，防止性传播疾病。

◎ 注意生殖系统的清洁卫生，预防各种病原体（特别是性传播疾病）的感染。

2. 多囊卵巢综合征 可能导致不孕

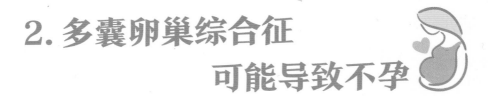

多囊卵巢综合征（PCOS）是生育年龄妇女常见的一种复杂的内分泌及代谢异常所致的疾病，以慢性无排卵（排卵功能紊乱或丧失）和高雄激素血症（女性体内男性激素产生过剩）为特征，主要临床表现为月经周期不规律、不孕、多毛和/或痤疮，是最常见的女性内分泌疾病。

多囊卵巢综合征带来的麻烦

月经失调
如月经稀发、闭经和功能失调性子宫出血。

不孕
婚后伴有不孕，主要由于月经失调和不排卵所致，即使怀孕也容易流产。

多毛与痤疮
多毛，毛粗硬而长、着色深；痤疮破后形成丘疹、脓包、囊肿、疤痕等。

肥胖
肥胖的发生率约为50%，多在青春期出现。

黑棘皮症
颈背部、腋下等部位皮肤皱褶处出现对称性灰褐色、片状、角化过度的病变。

双侧卵巢多囊性变
卵巢增大2～3倍，有少量血管和多个凸出的囊状卵泡。

为什么会得多囊卵巢综合征

多囊卵巢综合征的确切病因不详，目前认为是卵巢产生过多雄激素，而雄激素的过量产生是由于体内多种内分泌系统功能异常协同作用的结果。

肾上腺功能异常

50%的多囊卵巢综合征患者存在肾上腺皮质功能异常现象，常由于肾上腺皮质功能亢进，导致分泌过量的雄激素，出现无排卵等症状。引起肾上腺皮质功能异常的疾病，主要有肾上腺肿瘤、肾上腺皮质增生等。

家族遗传因素

遗传因素是其病因学上一个主要因素。多数多囊卵巢综合征与基因异常有关，少数多囊卵巢综合征有染色体异常，此发病因素很难进行避免，唯有早发现早治疗。

肥胖、高胰岛素血症患者

部分肥胖患者可表现为高胰岛素血症和耐胰岛素，提示由胰岛素抵抗引起。引起胰岛素抵抗的原因多是胰岛素受体后信息传导系统的障碍引起，也可由胰岛素受体缺陷引起。

长期精神紧张、药物影响

由于精神紧张、药物及某些疾病影响到下丘脑一垂体一卵巢轴调节功能异常，导致卵巢间质、卵泡膜细胞产生过量雄激素；卵巢内高雄激素抑制卵泡成熟，出现多囊卵巢综合征的症状。

多囊卵巢综合征可能导致不孕

多囊卵巢综合征是一种生殖功能障碍与糖代谢异常并存的疾病。主管女性生殖系统的是由下丘脑-垂体-卵巢组成的内分泌轴,一旦这个内分泌轴发生绪乱,激素水平就会出现异常,如雄激素水平过高,卵泡不能按时发育成熟,卵巢不能正常排卵,没有卵子,是不能怀孕的。

由于体内卵巢外层的白膜厚而致密,卵子发育成熟后,不能及时冲破厚而致密的白膜:部分最终排卵,但已经超过了15天,排出的是过熟卵子,部分最终也未能冲破白膜排卵,临床上叫作未破裂黄素化综合征。

女性的的卵巢功能不好,卵泡的排卵不规律,多个卵子同时发育,到排卵期一个成熟的卵子也没有,不能排卵。这是由于多囊卵巢综合征患者月经周期过长,月经稀发的病理原因。

虽然多囊卵巢综合征影响女性排卵,但也有少数患者偶尔也会稀发排卵,只要有了排卵,就有怀孕的可能。概率虽小,也不代表毫无可能,只是怀孕较为困难。但患者还是不要抱有侥幸的心理,应去正规的医院进行检查和治疗。

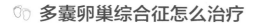

多囊卵巢综合征怎么治疗

对于多囊卵巢综合征进行医学干预的手段首选药物治疗，包括雄激素治疗和促排卵治疗，用药物对抗过多的雄激素，恢复排卵和月经，促使妊娠发生。虽然促使腺激素治疗对促排卵有一定的过度刺激卵巢的风险，但是在有经验的医师指导下，严格地控制剂量，密切地检测指标，一般情况下是安全的。

如果长期药物治疗无效，还可以考虑手术治疗，方法是在腹腔镜下对卵巢进行打孔，促使卵巢发育成熟并排卵，但不要单纯的为了打孔而打孔，尽管目前使用微创手术具有创伤小、恢复快的特点，但是有时也会并发粘连，而且手术后也需要服用促排卵药物，目的是增加排卵和受孕的机会，适用于药物无效或者不具备严密检测和定期随诊的患者。

身体肥胖的多囊卵巢患者应加强体育锻炼，限制高热量、高脂肪饮食，有些患者体重减轻后，胰岛素水平和雌激素水平也随之下降，恢复了排卵就可以顺利地怀上了宝宝。

多囊卵巢患者饮食原则

●忌吃刺激性食物

患者在选择饮食方面，最好不要吃太过于辛辣、油腻的食物，如辣酱、辣椒、大蒜等，以清淡的、粗纤维的为主，不要吃得太过精细，多吃些新鲜的蔬菜和水果，如青菜、平菇、海带、苹果、香蕉、梨等。

●选择低血糖、低热量的食物

多囊卵巢综合征的主要症状表现为月经不正常、无法排卵等，久而久之，身体很容易趋于肥胖状态，肥胖很容易出现高血压、高血糖等疾病，会加重多囊卵巢综合征。因此，选择低血糖、低热量的食物能够有效地缓解病情，还能够控制体重增长。

●服用避孕药需谨慎

患有多囊卵巢综合征的女性，在病期千万不要服用避孕药，这样很容易伤害到身体，使得抵抗力逐渐下降，诱发心肌梗死等疾病，因此，患者用药必须要谨慎，切勿盲目服用药物，造成不良危害。

3.内分泌疾病影响女性受孕

内分泌是人体生理机能的调控者，它通过分泌激素在人体内发挥作用。如果因为某些病因，引起内分泌腺系统分泌的激素过多或过少，新陈代谢功能紊乱，就会造成内分泌失调，导致内分泌疾病发生，包括女性不孕。

内分泌失调对怀孕的影响

导致排卵障碍

一般情况下，正常的排卵周期建立都是以下丘脑至垂体至卵巢性腺轴激素的正常分泌状况为前提。而一旦情绪失控或者新陈代谢功能紊乱，造成内分泌失调，就会引发性腺激素轴功能异常，从而导致排卵障碍。

导致闭经

月经周期的维持和管理都是依赖下丘脑至垂体至卵巢的功能协调，以及子宫内膜对其分泌激素的周期反应。倘若这当中某个环节出现了异常，就会导致内分泌失调，引起闭经。

导致黄体功能不全

一般正常情况下排卵周期分为卵泡发育成熟、排卵、黄体形成这三个阶段，在排卵前2日内，卵泡里颗粒细胞就开始黄素化，等到排卵以后，黄素化便形成黄体，开始分泌雌性和孕激素。倘若促性腺激素和雌激素分泌不足，就会使卵泡发育不成熟，从而导致黄体功能不全，甚至子宫内膜和内分泌异常，以及黄体分泌功能低下，造成不孕。

教你读懂女性激素六项化验单

名称	功能	正常值	异常
促卵泡生成激素（FSH）	促进卵巢的卵泡发育和成熟	排卵前期为1.5~10.0mIU/ml，排卵期为8~20mIU/ml，排卵后期为2~10mIU/ml。一般以5~40mIU/ml作为正常值	FSH值低见于雌孕激素治疗期间、席汉氏综合征等；FSH高见于卵巢早衰、卵巢不敏感综合征、原发性闭经等。FSH高于40mIU/ml，则对克罗米芬之类的促排卵药无效
促黄体生成素（LH）	促使排卵，在FSH的协同作用下，形成黄体，并分泌孕激素	排卵前期为2~15mIU/ml，排卵期为30~100mIU/ml，排卵后期为4~10mIU/ml。一般在非排卵期的正常值是5~25mIU/ml	低于5mIU/ml提示促性腺激素功能不足，见于席汉氏综合征，高FSH如再加高LH，则为卵巢功能衰竭。LH/FSH≥3则是诊断多囊卵巢综合征的依据之一
催乳素（PRL）	促进乳腺的增生、乳汁的生成和排乳	在非哺乳期，血PRL正常值为0.08~0.92nmol/L	高于1.0nmol/L即为高催乳素血症，过多的催乳素可抑制FSH及LH的分泌，抑制卵巢功能，抑制排卵
雌二醇（E2）	促使子宫内膜转变为增殖期和促进女性第二性征的发育	排卵前期为（48~521）×10⁶mol/L，排卵期为（70~1835）×10⁶mol/L，排卵后期为（272~793）×10⁶mol/L	低值见于卵巢功能低下、卵巢功能早衰、席汉氏综合征
孕酮（P）	促使子宫内膜从增殖期转变为分泌期	排卵前为0~4.8nmol/L，排卵后期为7.6~97.6nmol/L	排卵后期血P低值，见于黄体功能不全、排卵型功能失调性子宫出血等
睾酮（T）	促进阴蒂、阴唇和阴阜的发育，对雌激素有拮抗作用，对全身代谢有一定影响	0.7~3.1nmol/L	血T值高，叫高睾酮血症，可引起不孕。患多囊卵巢综合征时，血T值也增高。根据临床表现，必要时再测定其他激素

👣 家庭食疗方：天然食物调节内分泌

肉末炖豆腐

原料： 肉末30克，豆腐100克，胡萝卜丁10克，青豆10克，盐、酱油、生粉、姜丝、高汤、食用油各适量。

做法：

1.坐锅点火，油热后放入姜丝、肉末，然后倒入酱油、高汤。

2.把豆腐切成块放入锅中，5分钟后放入胡萝卜丁和青豆，5分钟后再放入盐和生粉勾芡，起锅即可。

营养解析：

增加营养，帮助消化，有助平衡内分泌，防治骨质疏松，预防感冒。

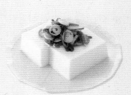
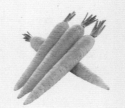

黑豆玉米须豆浆

原料： 玉米须15克，水发黑豆60克。

做法：

1.将已浸泡8个小时的黑豆倒入碗中，放入玉米须和清水，用手搓洗干净，倒入滤网，沥干水分。

2.把黑豆、玉米须倒入豆浆机中，注入清水至水位线即可，盖上豆浆机机头，选择"五谷"程序，再选择"开始"键，开始打浆，待豆浆机运转约15分钟，即成豆浆。

3.将豆浆机断电，取下机头，把煮好的豆浆倒入滤网，滤取豆浆，倒入碗中，捞去浮沫即可。

营养解析：

含有丰富的维生素，还能补肾，改善卵巢、子宫的生理功能，促进雌激素分泌。

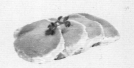

4.宫颈炎对怀孕的影响

正常情况下，宫颈具有多种防御功能，是阻止病原菌进入上生殖道的重要防线，但宫颈在受到分娩、流产及宫腔操作的损伤后，抗感染能力较差，易发生感染，造成宫颈炎。宫颈炎一般分为急性宫颈炎和慢性宫颈炎。

白带增多是急性宫颈炎最常见的症状。当外阴受到炎症分泌物的刺激后，患者还会出现瘙痒、灼热感等。由于很小部分的急性宫颈炎患者只会出现白带增多这一症状，使得急性宫颈炎很容易被忽视。同时因为急性宫颈炎病程短、发展快，如果没有及时进行彻底的治疗，病原菌隐居于宫颈黏膜内，很容易转化成慢性宫颈炎。

相比之下，慢性宫颈炎更为常见，且对女性生活质量影响更大。因为慢性宫颈炎会引起白带增多、脓性与血性白带及同房后出血，并伴随下腹部坠胀、腰骶部疼痛等症状。

宫颈炎的常见症状

白带增多

有时为慢性子宫颈炎的唯一症状。通常为黏稠的黏液或脓性黏液，有时分泌物中可带有血丝或少量血液，也可有接触性出血。由于白带的刺激可引起外阴瘙痒。

下腹疼痛

下腹或腰骶部经常出现疼痛，月经期、排便或性生活时，疼痛会加重。

其他症状

其他症状有如月经不调、痛经、盆腔沉重感、不孕等。

宫颈炎对怀孕的影响

患者宫颈分泌物比以前明显增多，并且质地黏稠，由于含有大量白细胞，当精子通过子宫颈时，炎症环境会降低精子的活力，黏稠的分泌物同样使得精子难以通过。

宫颈炎症细胞会吞噬大量的精子，剩下的部分精子还要被细菌及其毒素破坏。如果还有大肠杆菌感染，还会使精子产生较强的凝集作用，使精子丧失活性。

定期检查宫颈非常必要

宫颈病变是妇科常见疾病之一，即宫颈区域发生的各种病变，包括炎症、损伤、肿瘤等。由于症状不典型，宫颈病变就像女性体内的"潜伏者"，往往要等检查时才发现。而预防宫颈病变的关键，在于定期进行宫颈筛查，早期发现、早期诊断、早期治疗。一般来说，早期的宫颈病变是可以得到根治的。

项目	检查目的
妇科检查	检查宫颈的大小、外形、质地、宫颈管粗细，是否有接触性出血，其次检查外阴、阴道、子宫及宫旁组织的情况
宫颈TCT	TCT检测是宫颈病变检查的第一步，TCT能发现早期病变的细胞，较常规巴氏方法更客观、更准确且无人为误差，能做到真正的早期诊断（诊断率高达90%以上）
HPV检验	检查宫颈是否感染人体乳头状病毒
子宫附件膀胱及周围组织彩超	检查子宫、卵巢、输卵管等，可得知子宫附件是否长肿瘤
SCC（查宫颈癌）	SCC是一种特异性很好，而且是最早用于诊断鳞癌的肿瘤标志物。对子宫颈癌有较高的诊断价值，对原发性宫颈鳞癌敏感性为44%～69%；复发癌敏感性为67%～100%，特异性90%～96%

👣 家庭食疗方：理气润燥，预防宫颈炎

雄乌骨鸡汤

雄乌骨鸡1只，胡椒30克，莲肉、白果、粳米各15克。将胡椒、莲肉、白果、粳米研成细末放入鸡腹内，放入砂锅煮到鸡肉烂熟，空腹使用。**此方适用于脾虚型宫颈炎。**

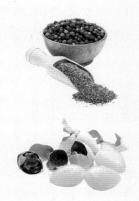

三味莲子粥

莲子、怀山、薏米各60克，冰糖适量。将莲子用温水浸泡，去心；薏米和怀山分别用水洗净，一起放入锅中，加水适量，大火烧沸，转小火煮成粥，加入冰糖调味，每日服用2次。**此方能补脾止泻、益肾涩精，适用于脾虚久泻、遗精带下、宫颈炎。**

冬瓜子粉

准备冬瓜子90克，冰糖90克。将冬瓜子捣烂，加等量冰糖和水煎，早晚各服1次，4周为1个疗程。**此方可治疗白浊、带下、水肿等症，对宫颈炎有很好的疗效。**

艾叶煮鸡蛋

鸡蛋2个，艾叶15克。将艾叶放入清水中洗净，放入锅中，加入适量清水，以大火煮沸，转小火煎煮20分钟，去渣留汁，放鸡蛋一起煮，食用鸡蛋即可。**此方理气血、滋阴润燥，适用于宫颈炎。**

鱼腥草蒲公英汤

鱼腥草、蒲公英、忍冬藤各30克。以水煎，每日1剂，分2次服完。每5剂为1个疗程。**此方适用于湿热蕴盛导致的宫颈炎。**

5. 盆腔炎的预防及判断

盆腔炎是指女性盆腔器官的一类炎症性疾病。备孕女性患有盆腔炎则很可能会导致输卵管粘连阻塞，从而引发不孕；还会对受精卵的运行造成障碍，引起宫外孕，对备孕女性的身体健康和生命安全造成极大的威胁。即便能够顺利怀孕，也可能会使宫内胎儿受到感染而影响健康发育。

盆腔炎的自我判断

- 下腹部疼痛或发热（高烧或低烧），还会有一些脓性的分泌物。
- 下腹部隐隐作痛，或有下坠感，腰骶部酸疼。且症状在劳累后、月经前后、性生活后加重，有时还伴有月经不调或不孕症。

盆腔炎的预防及保健

- 注意性生活和经期卫生，保持会阴清洁干燥。
- 人流或上、取环等手术后一定要禁止性生活，禁止游泳、盆浴、洗桑拿浴，避免感染。
- 做好避孕工作，尽量减少人工流产术的创伤。
- 加强锻炼，增强体质，增强身体对疾病的抵抗力。
- 劳逸适度，保持好心情。
- 饮食清淡，宜食用易消化的食物，忌食寒凉之物。

家庭食疗方：理气润燥，预防宫颈炎

青皮红花茶

　　青皮10克，红花10克。青皮晾干后切成丝，与红花同入砂锅，加水浸泡30分钟，煎煮30分钟，用洁净纱布过滤，去渣，取汁即成。当茶饮用，或早晚2次分服。**本方能理气活血，适用于气滞血瘀型盆腔炎。**

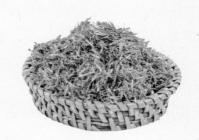

三七炖鸡汤

　　准备母鸡肉500克，三七或三七粉4克，姜丝、葱、食盐适量。将鸡肉洗净，三七磨成粉（三七根洗净），大火将水烧开，加入鸡肉煮3~5分钟，然后将鸡肉取出，移到炖盅内，放入姜丝，于小火上炖至鸡肉熟透。加入三七或者三七粉及适量的葱、食盐调味后即可食用。每天1~2次，2周为1个疗程。**此方散瘀止血，消肿定痛，用于脾虚泄泻、赤白带、盆腔炎等。**

荔枝核蜂蜜汁

　　荔枝核30克，蜂蜜20克。荔枝核敲碎后放入砂锅，加水浸泡片刻，煎煮30分钟，去渣取汁，趁温热调入蜂蜜，拌匀即可，每日服用2次。**本方适用于气滞型慢性盆腔炎，但糖尿病患者不宜多食。**

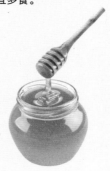

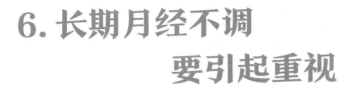
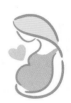

6. 长期月经不调
要引起重视

从备孕女性的角度来说，不孕不是突然来袭的，女性的身体早已通过各种迹象发出警报。如果能早早地读懂身体发出的求救信号，及时做好保养和治疗，就能在很大程度上防治不育。

 ## 长期月经不调是不孕的信号之一

女人一生大概有400次月经。如果有很明显的长期月经不调现象，或者以前正常，现在突然不正常了，就要引起注意了。虽然月经不调看起来只是小毛病，但这背后很有可能是大问题。因为很多妇科疾病，尤其是子宫的病变，都会表现为月经不调的症状。

月经不调的原因是复杂多样的，有诱发不孕的可能，特别是器质性原因，如卵巢早衰、多囊卵巢综合征、子宫肌瘤、子宫内膜癌等引起的月经不调得不到及时治疗，很可能会影响日后生育。因此，为了避免月经不调而酿成的不良后果，发现月经不调的时候就得及时调理。

怎么判断月经是否健康

◎ 看月经周期：理论上是28~30天，前后波动一周都是可以的。

◎ 看月经持续时间：只要在2~7天都没问题。

◎ 看月经量：因人而异，一般是20~80毫升，即白天需要换3~6次卫生巾。每次月经，每包10片的卫生巾一包都用不完，量最多的日子卫生巾也没有湿透过，属于月经量偏少；用上3包还不够，很多还湿透，则属于月经量多。

◎ 看经血颜色：正常情况下，经血第一天是暗红的，甚至红褐色；中期变为鲜红色，接近鲜血的颜色；快结束的时候，随着经血量的减少，颜色变浅，但依然是鲜血的红色。如果是黑色的或者淡红色的经血，就要注意了。

很多月经不调是妇科疾病引起的

月经不调是困扰很多女性朋友的问题，主要表现为月经周期或出血量的异常。很多的月经不调并不是由遗传导致的，而是由后天的各种原因所致。导致月经不调的原因很多，如果不能正确认识，往往会导致不断复发。

月经不调的原因

妇科类疾病

妇科类疾病引起的功能失调，这种情况会造成月经不调、闭经、多囊卵巢等。

子宫本身畸形

子宫本身的畸形，如先天无子宫、先天无阴道，还有先天阴道闭锁都会导致月经不调。

血液系统疾病

血液系统的疾病，血液系统像贫血、血液系统的肿瘤也会造成月经不调。

神经内分泌失调

神经内分泌失调，包括青春期宫血和更年期的宫血，都能成为引起月经不调的原因。

生殖器官的器质变化

生殖器官的一些器质变化，包括生殖器官的炎症，比如子宫内膜炎、子宫上长肿瘤，还有卵巢肿瘤（包括一些卵巢颗粒细胞瘤），这种肿瘤分泌的雌激素会造成月经不调。

月经不调应及时到医院接受适当的检查。可采用雌激素、孕激素单一或联合的周期治疗，也可用中药治疗，还可根据患者的情况选择不同的促排卵药物来改善卵巢的功能，或代替垂体及下丘脑的部分功能。

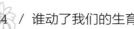

家庭食疗方：温经养血，治疗月经不调

米醋豆腐

米醋200克，豆腐250克。将豆腐切成小块用醋煮，以文火煨炖，煮熟。饭前吃，1次吃完。**此方活血调经，用于治疗身体尚壮妇女的月经不调，如经期过短、血色深红量多。**

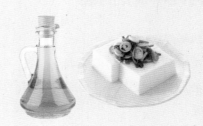

黑木耳红枣茶

黑木耳30克，红枣20个。将黑木耳、红枣分别洗净，放入锅中，加入适量清水，以大火煮沸，转小火煎煮，共煮汤食用。每日1次，连服7天。**本方适用于气虚型月经不调、月经过多。**

山楂红花酒

山楂30克，红花15克，白酒250克。将上药入酒中浸泡1周。每次饮用30~45克，每日2次，视酒量大小，以不醉为度。主治经来量少、紫黑有块、腹痛、血块排出后痛减。注意忌食生冷食物，勿受寒凉。

益母草鸡蛋汤

准备鸡蛋4个，益母草、桑寄生各40克，红糖适量。鸡蛋煮熟去壳，益母草、桑寄生洗净。把熟鸡蛋、益母草、桑寄生放入清水锅内武火煮滚，改文火煲半个小时，放入红糖即可。饮用时去益母草和桑寄生，饮汤吃蛋。每周服用3次，1个月经周期为1个疗程。**此方温经养血、祛瘀止痛，对于月经不调有疗效。**

7.经常痛经可能是
疾病的信号

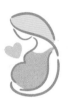

痛经是指经期前后或来潮期间，下腹和腰部出现痉挛性疼痛。痛经是当今绝大多数女性最为之头疼的"毛病"之一，严重者会影响日常生活，甚至痛到无法动弹，只能卧床休息。痛经严重的女性甚至会患上不孕症，影响受孕。

月经为什么要痛

痛经分为原发性痛经和继发性痛经。原发性痛经是指生殖器官无器质性病变的痛经，主要与月经期子宫内膜合成释放前列腺素增加有关，一般初潮开始就会发生。而继发性痛经是指由子宫器质性病变疾病（如子宫内膜异位症）引起的痛经。往往会出现内生殖器与周围组织粘连、输卵管变形或宫腔闭锁等情况。痛经与下面这些因素有关：

- **精神、心理因素：** 女性经前精神过于紧张，会加重痛经的症状，甚至出现呕吐、腹泻等。
- **内分泌因素：** 子宫内膜和经血中的前列腺素含量过高，使得子宫平滑肌收缩剧烈，引起痛经。
- **体质因素：** 身体健康出现问题，如患上一些慢性病时，通常伴有痛经。
- **身体受凉：** 有些女性痛经与身体受凉有关。平时生活中，应该注意保暖。
- **子宫因素：** 子宫发育不良、子宫位置异常或宫颈管狭窄，都会导致经血流通不畅，此时就需要刺激子宫剧烈收缩，才能排除潴留的经血，就会引起痛经。

🐾 女人常痛经，可能是一种疾病信号

每个女人都可能遇到一次或多次的痛经，不仅影响正常生活，而且还可能引发其他疾病，如不孕症等。如果说月经病是子宫的求救信号，那么痛经无疑就是一个警铃。即使一开始痛经不算严重，但一味地忍着、拖着，迟早也会拖出毛病来。

很多难孕、不孕、子宫内膜增生、子宫内膜异位、宫颈和盆腔炎症的患者，其实在发病前很长的一段时间里，就已经有月经不正常、痛经的症状。而且可以断定的是，这类女性朋友平时的白带也不会正常。

由于无器质性病变的原发性痛经一般不会对女性的生殖健康造成影响。而继发性痛经则可能因生殖器官的病变引起，如子宫内膜异位症、盆腔炎、子宫腺肌症、子宫肌瘤等，从而引发女性不孕，或是输卵管通而不畅，易发生宫外孕。

因此，继发性痛经一定不能忽视。在经期出现痛经的备孕女性在孕前一定要去医院做检查，确认是否生殖系统存在病症，如存在要积极配合治疗，趁早将不孕症等生殖系统疾病的火苗扑灭。例如，子宫内膜异位症是引发重度痛经的主要疾病，大多数需要手术；盆腔炎，应进行抗炎治疗；原因不明的严重痛经，则需要使用合适的药物来缓解。

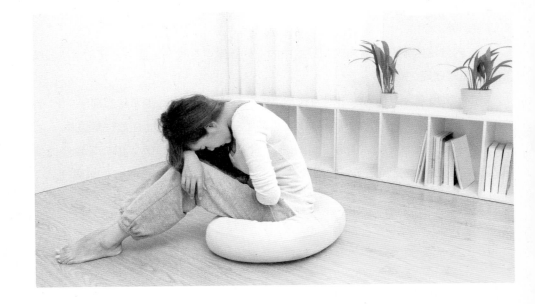

家庭食疗方：扫除痛经困扰

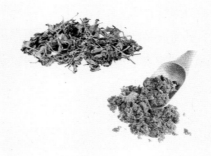

艾叶红糖水

炒艾叶9克，红糖10克。将炒艾叶用开水煮沸，放入红糖后继续煎煮数沸，温服即可。**本方可温经散寒，适用于小腹冷痛型痛经。**

老丝瓜汤

干丝瓜1条。把干丝瓜加水1碗煎服。每天1次，连服用3～4天。**用于治疗痛经。**

红糖姜水

准备干姜、红枣、红糖各30克。将干姜、红枣分别用清水冲洗一下，干姜切片，红枣去核，放入锅中加水适量，放入红糖煎煮，喝汤吃红枣。经前1～2天开始服，每日1剂，连服3～4天。**此方能温经散寒，适用于寒性痛经。**

山楂红糖饮

山楂30克，向日葵子15克，红糖30克。先将山楂、向日葵子一起放在锅内炒，以葵花子炒至香熟为度。然后加水，熬成浓汁后，将红糖放入熬化即成。每次于来经前1～2天，连服2～3剂，正在疼痛时也可服用。**用于治疗痛经效果很好。**

姜枣花椒汤

生姜25克，红枣30克，花椒100克。将生姜去皮洗净切片，红枣洗净去核，与花椒一起装入瓦煲中，加水1碗半，用文火煎剩大半碗，去渣留汤。饮用，每日1剂。**具有温中止痛之功效，适用于寒性痛经，并有光洁皮肤的作用。**

8. 闭经可导致
女性不孕

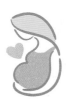

　　若女性连续6个月没有来过月经，这种现象就是继发性闭经，这表明体内激素水平紊乱，并且卵巢已经停止了排卵。若是出现这种情况，就必须去医院做检查。

　　闭经可分为原发性闭经和继发性闭经，生理性闭经和病理性闭经。

种类	表现	引起的原因
原发性闭经	指年龄>14岁，第二性征未发育；或者年龄>16岁，第二性征已发育，月经还未来潮	消耗性疾病，特有的内分泌疾病等，通常可治愈；生殖道下段闭锁，可治愈；先天性无子宫，或子宫内膜发育不良，或子宫内膜损伤等，子宫内膜不能发生周期性的变化
继发性闭经	指正常月经周期建立后，月经停止6个月以上，或按自身原有月经周期停止3个周期以上	营养不良、过于消瘦；慢性消耗性疾病：如较严重的贫血、结核病等；50%的女性糖尿病患者伴有闭经；其他因素影响：如过度劳累，寒冷刺激；精神因素：如恐惧、紧张、害怕怀孕、盼子心切等
生理性闭经	指妊娠期、哺乳期和绝经期后的无月经	受孕后，卵巢黄体产生大量黄体素，刺激子宫内膜不断增生而不脱落形成月经；分娩以后，卵巢功能恢复需要一定时间，加上哺乳对卵巢的抑制，月经恢复得更晚；妇女到40岁以后，由于卵巢功能的逐渐衰退，月经经常数月一次，直至绝经
病理性闭经	指直接或间接由中枢神经-下丘脑-垂体-卵巢轴以及靶器官子宫的各个环节的功能性或器质性病变引起的闭经	精神上的创伤、恐惧、紧张等；营养不良；全身性疾病，如严重贫血、结核、肾脏病、糖尿病等；下丘脑-垂体疾病，如产后出血引起的席汉氏病、产褥感染、创伤，以及垂体肿瘤等使垂体功能减退，或服了避孕药使下丘脑-垂体功能障碍等

闭经一来，孕力下降

女性到了一定年纪之后会出现闭经，这属于正常的生理现象，但近些年来，很多年轻女性也会遇到这种问题。很多闭经的患者觉得月经不来没什么不好，起码不用那么麻烦了。但是，病理性闭经对女性是有一定影响的，严重者甚至会影响女性受孕。

闭经的原因错综复杂，有发育、遗传、内分泌、免疫、精神异常等多种原因，也可由肿瘤、创伤以及药物因素导致。有些女性过分节食，会造成严重营养不良；有些女性超负荷运动，也会引起闭经；同时，经常处在过度劳累、紧张、恐惧、忧伤之中的女性，也可因下丘脑和脑垂体分泌活动受到影响，造成闭经。

但无论是什么原因引起的闭经，如果状态一直持续下去，子宫及卵巢就会开始萎缩并且功能逐渐退化。而且持续没有月经来潮，对于想要怀孕的女性来说，无疑是缘木求鱼，没有月经就不可能排卵，更别说受孕。

如果发现自己有闭经的征兆，一定不要掉以轻心。呵护好月经这个好朋友，才能使自己持续地美丽下去。

可导致女性不孕的几种闭经：

⬭ **垂体性闭经**：闭经与垂体功能不足有关，可见于颅脑损伤、席汉氏综合征、颅脑部放射治疗后遗症等。

⬭ **下丘脑性闭经**：可由神经系统器质性疾病，也可由精神因素、环境改变、全身疾病、营养不良及药物因素造成，如炎症、肿瘤等造成。

⬭ **子宫性闭经**：由子宫内膜对激素不起反应或反应低下引起，多见于子宫内膜结核、子宫内膜损伤、子宫内膜粘连及发育不良等。患者即使通过激素调节，子宫内膜也不会脱落出血。

⬭ **卵巢性闭经**：主要由卵巢疾病所引起，由于雌激素水平过低，不能促使子宫内膜生长。患者体内的雌激素水平低，而促性腺激素却正常或偏高，故应用人工周期治疗。

家庭食疗方：益气养血，告别闭经

淮山内金方

淮山90克，鸡内金30克。将2味干燥，共研细末，每服12克，每日1次。用糯米酒或黄酒送服。此方健脾补肺、益胃补肾、固肾益精，用于妇女脾虚带下、闭经等。

薏苡煎

薏米、薏苡根（切段）各30克。2味水煎，去渣饮汁。早晚空腹饮，连用10余剂。**具有利浊去湿、引血下行的功效，适用于痰浊水饮、阻滞胞经之闭经。**

木耳胡桃糖

黑木耳120克，胡桃仁120克，红糖200克，黄酒适量。将黑木耳、胡桃仁碾末，加入红糖拌和均匀，装瓷罐封藏。每服30克，1日2次，直至月经来潮。**具有滋肝肾、益气血、养冲任的功效，适用于子宫发育不良之闭经。**

乌豆双红汤

乌豆（黑豆）50～100克，红花5克，红糖30～50克。将前2味置于炖盅内，加清水适量，隔水炖至乌豆熟透，去红花，放入红糖调匀。**具有滋补肝肾、活血行经、美容乌发的功效，适用于血虚气滞型闭经。**

桃仁牛血汤

桃仁10～12克，鲜牛血（已凝固）200克，食盐少许。将牛血切块，与桃仁加清水适量煲汤，食用时加食盐少许调味。**具有破瘀行血、理血通经、美肤益颜等功效，适用于闭经、血燥、便秘等症。**

归芪炖羊肉

当归30克，黄芪30克，生姜9克，羊肉80克。将羊肉切块，生姜切丝，当归、黄芪用纱布包好，同放砂锅内加入水适量，炖至烂熟，去药渣，调味服食。每天1次，每月连服3～5天。**此方能补血活血、补气固表、益气补虚、温中暖下。**

9.功血影响女性 顺利受孕

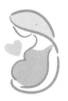

功能性子宫出血其实是月经的周期、经期、经量发生严重失常的病证，中医上也叫"崩漏"。该病或发病急骤，暴下如注；或病势缓，出血量少，淋漓不绝。

无排卵型功血

青春期功血
见于初潮后少女，表现为初潮后月经稀发，短时停经后引发不规则性月经过多，经期延长，淋漓不止。

更年期（围绝经期）功血
即≥40岁妇女至绝经前后的妇女功血，临床表现为：月经频发，周期不规则，经量过多，经期延长。

排卵型功血

月经周期紊乱
主要表现在月经推迟、月经提前等方面，有可能是功血在作怪。

月经淋漓不尽
月经来潮后的数天还淋漓不尽，整个行经时间持续10天以上。

月经周期缩短
如果女性的月经周期小于21天，很可能是功血造成的月经失调。

排卵期出血
排卵期出血的情况并不多见，如果女性长时间有排卵期出血的现象，应考虑是功血造成的。

功血决定受孕是否顺利

受孕的顺利进行依赖于性腺轴功能的正常发挥，而当因性腺轴异常而引起女性无排卵型功血时，就会影响受孕。

正常的月经周期是下丘脑产生促性腺激素，使卵泡开始发育，并分泌雌激素，作用于子宫内膜而有增殖期变化。当卵泡成熟时，会破裂、排卵。破裂的卵泡形成黄体，黄体分泌大量孕激素和雌激素，反过来抑制下丘脑，使促黄体生成素及促卵泡生成素下降，黄体萎缩，孕激素及雌激素分泌减少，子宫内膜得不到雌、孕激素的支持，发生坏死、脱落，此时月经来潮。

如果卵泡只发育到一定程度，但不成熟，可分泌一定量的雌激素，但达不到雌激素分泌高峰，就会导致卵巢不能排卵。不排卵则无黄体形成，也就没有孕激素的分泌，这样，子宫内膜就一直停留在增殖期，而不能转变为分泌期。虽然子宫按时出血，但不是真正的月经，而是无排卵月经，因无排卵，所以必将导致不孕。

这就像在子宫里有一道闸门，在激素正常分泌调节的作用下，这道闸门就会每月开一次闸，放出淤积在子宫里的子宫内膜和经血；如果内分泌发生了紊乱，激素分泌不正常，闸门要么就打不开，要么打开就关不上，造成月经淋漓不断。

女性一旦出现无排卵型功血，首先应该先排查全身或内外生殖器的器质性病变，以便对症下药。一般可以通过B超检查、宫腔镜检查、子宫内膜病理检查来进行诊断，视情况而采用手术、宫腔镜下子宫内膜息肉摘除，或药物治疗等方式。如果检查结果显示没有全身和生殖器的器质性病变，那么，无排卵型功血多数是由神经内分泌机制失常引起的。此时治疗的方法和宗旨就是让其恢复正常的排卵，有了排卵则月经就会有规律。

家庭食疗方：散瘀止血，提高免疫力

桑寄生红糖水

桑寄生30克，红糖15克。将桑寄生用清水稍微冲洗，放入锅中，加入适量清水，用大火煮沸，转小火煎煮，水煎2次，去渣取汁液，将其混合，放入适量红糖，再煮片刻，分3次服，每日1剂。**此方补肝肾、强筋骨、益气养血，适用于功能性子宫出血。**

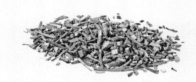

枸杞散

枸杞叶和嫩茎适量。洗净用开水稍烫，滤干水分，切细晒干，入锅用小火炒成黄褐色，装瓶密封。每次取6克，开水冲泡即可。**此方可补虚益精、清热止渴，适用于虚劳发热、烦渴、崩漏带下等症。**

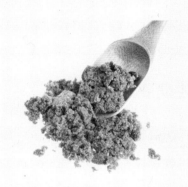

醋煮豆腐

豆腐250克，食醋120克。将豆腐用清水清洗，放入水中浸泡3分钟，取出控干水分，放入锅中，加入适量醋和少许水，大火煮沸，转小火煮熟即成。1次服完，可连服数日，血止后停服。**本方适用于血热崩漏。**

三七粉

将三七研细末，加水冲服1.5～3.0克，每日2次，4周为1个疗程。**此方活血化瘀、抗衰老、提高机体免疫功能，可用于功能性子宫出血、经期延长等体内外各种出血症。**

10. 白带异常背后的疾病

白带不仅是子宫、阴道里面的润滑剂，有清润的作用；更是女性生殖健康的"晴雨表"，白带出现什么问题，就代表着子宫也相应地出现了什么问题。

正常状态的白带什么样

白带是阴道内排出的分泌物。在正常的情况下，白带的量很少，色白，带黏性，无臭，内有宫颈分泌的黏液、阴道黏膜的渗出物、子宫和阴道脱落的表皮细胞，以及少量的白细胞和非致病性阴道杆菌等。如果生殖器官有炎症、肿瘤时，阴道排出物就会增多，而且呈现脓性或血性，并带有臭味。

发生病变的白带形态

症状	病因
白带量突然增多	子宫炎症、阴道炎症、子宫颈糜烂、子宫肌瘤等
无色透明黏性白带	与鸡蛋清相似，或稍有浑浊，多见于慢性宫颈炎、颈管炎，或使用了雌激素后
泡沫状白带	带有酸臭味，可能感染上滴虫性阴道炎
豆腐渣样白带	霉菌性阴道炎，伴有外阴瘙痒无比，以及烧灼的疼痛感。常见于孕妇和糖尿病患者
黄色（脓性）白带	细菌感染而引起，有特殊气味
水样白带	恶性肿瘤或子宫癌、输卵管癌等
血性白带	白带中混有血液，常见于宫颈癌、黏膜下子宫肌瘤、良性或恶性肿瘤
黄色黏液性白带	见于宫颈糜烂、慢性宫颈炎等，它是轻度感染引起的
白色黏液性白带	形态正常，但量增多，多见于食用雌激素后或盆腔充血时，是由于宫颈腺体和阴道黏膜分泌增多而引起的

家庭食疗方：简单方便，远离白带异常

冰糖冬瓜子汤

冰糖30克，冬瓜子30克。将冬瓜子洗净捣末，加冰糖，加入开水，放在陶罐内，用文火隔水炖好服食。每日2次，连服5~7日。**此方清化祛湿，适用于湿热型白带增多、阴中瘙痒。**

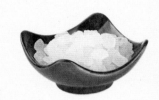

白果蒸鸡蛋

准备鲜鸡蛋1个，白果2枚。将鸡蛋的一端开孔，白果去壳，纳入鸡蛋内，用纸封住小孔，口朝上放碟中，隔水蒸熟即可。每日1次，连食7天。**此方适用于白带过多者。**

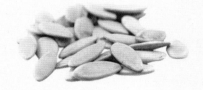

马齿苋蛋清

马齿苋100克，鸡蛋2个。将马齿苋洗净捣烂，取汁倒入碗中，加入鸡蛋清，食用时加入温水。每天1~2次。**此方适用于湿热蕴毒型白带异常。**

胡椒鸡蛋

白胡椒10粒研为末，鸡蛋1个。将鸡蛋开一小孔，蛋内加入白胡椒粉，以纸封固，煨熟食之。**此方适用于白带发黄、白带稀少。**

11. 子宫内膜炎 与不孕的关系

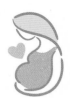

孙女士婚前有过一次流产史，婚后三年一直未能怀孕。经宫腔镜检查发现，孙女士子宫内膜患有炎症，导致迟迟受不了孕。

子宫内膜炎是各种原因引起的子宫内膜结构发生炎性改变，细菌可沿阴道、宫颈上行，或沿输卵管下行以及经淋巴系统到达子宫内膜。子宫内膜炎可分为急性子宫内膜炎和慢性子宫内膜炎。慢性子宫内膜炎常与慢性宫颈炎、慢性输卵管炎同时存在，是导致流产的最常见原因。

子宫内膜炎的病因

经期不卫生、经期同房、人流后1月内同房、产妇产褥期同房或性生活混乱将体外或阴道、宫颈内的病原菌带入宫腔，都会导致子宫内膜炎。另外，输卵管炎、卵巢炎、宫颈炎等都是引起子宫内膜炎发生的重要原因；如果女性朋友在宫腔内放置避孕环，也会加大患子宫内膜炎的几率；还有就是子宫黏膜下肌瘤，或者黏膜息肉，也是引起子宫内膜炎的原因。

子宫内膜炎的临床表现

- 起病较急，有恶寒甚至寒颤，发热(38～40℃)，脉搏加快，全身无力，出汗。
- 下腹疼痛甚剧，下坠，腰酸。
- 大量血性、脓性或水样白带，并有臭味。
- 产后感染则恶露呈泥土色。

子宫内膜炎易引起不孕

子宫内膜炎的主要病理改变为内膜充血、水肿，有多量炎性渗出物，间质内有大量浆细胞及淋巴细胞浸润，这些改变均不利于精子的上行及孕卵的植入和发育而造成不孕。

精子进入子宫腔后，细菌毒素、白细胞吞噬等炎症因素造成精子死亡或活动力降低，使精子进入输卵管的数量大大减少，从而影响生育。

受精卵不易在炎性子宫内膜着床，或因抗子宫内膜抗体致着床障碍，造成不孕。

受精卵着床不稳固，极易流产，从而造成不孕。

怎么预防子宫内膜炎

产前进行全面的妇科检查，及时发现生殖道急、慢性炎症并予以治疗，防止流产后或产后细菌上行感染。

选择正规医院进行流产手术或分娩。手术时或接生时消毒不严格是引起急性子宫内膜炎的重要原因，应予以重视。

产后或流产手术后注意个人卫生，不使用不洁卫生纸巾，卫生巾及时更换，并且禁止房事。

作为孕妇，产前应该定期到指定医院进行产前检查，接受孕期卫生指导，积极治疗营养不良、贫血等慢性疾患，增强体质。

妊娠晚期禁止性生活。产后注意饮食调养，进食易消化、富含蛋白质及维生素的营养食品，保持良好的身体状况。在恶露未排净时多取半卧位，以便于恶露的排出。

一般妇女平时也应该注意个人卫生，阴道有出血时绝对禁止房事。

12. 子宫肌瘤会致
不孕或流产

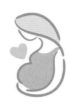

　　子宫就像一只梨子一样，倒挂在阴道上，子宫由肌肉组成，所以子宫长了瘤子，叫子宫肌瘤。子宫壁分为3层，外层叫浆膜层，中间叫肌壁间层，最里面的叫黏膜层。所有的子宫肌瘤长在肌肉里，向子宫外长叫浆膜肌瘤，向子宫内生长叫黏膜肌瘤，在中间长的叫肌壁间肌瘤，其中以肌壁间肌瘤最常见，占子宫肌瘤的60%~70%，其次是浆膜肌瘤和黏膜肌瘤。

不同位置的子宫肌瘤症状不一样

　　◦ 黏膜肌瘤：一旦有黏膜子宫肌瘤，就会出现月经量大、经期长的现象。

　　◦ 长在中间的肌壁间肌瘤：一般瘤体较少发生退变，可使宫体严重变形且影响子宫收缩，常引起月经过多、过频及经期持续时间延长，导致出现继发性贫血。

　　◦ 向外生长的浆膜肌瘤：肌瘤长在前面，会压迫膀胱，引起多尿。肌瘤长在后面，会压迫到直肠，经常有便意，老想大便。肌瘤长在两边，压迫到输尿管，尿液排泄就会不顺畅，肾脏经常感染，会出现腰痛症状。

子宫肌瘤对怀孕的影响

　　子宫肌瘤患者常伴随不孕或易发生流产，对受孕及妊娠结局的影响可能与肌瘤的生长部位、大小及数目有关。

　　◦ 巨大的子宫肌瘤可引起宫腔变形，妨碍孕囊着床及胚胎生长发育。

　　◦ 肌瘤压迫输卵管可导致管腔不通畅。

　　◦ 黏膜下肌瘤可阻碍孕囊着床或影响精子进入宫腔。

　　◦ 肌瘤患者自然流产率高于正常人群。

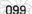

🐾 家庭食疗方：益气活血，消除子宫肌瘤

子宫肌瘤患者平时要注意饮食防治，预防子宫肌瘤复发；同时放松心情，注意休息，学会调节郁闷的情绪，不要多思多虑。

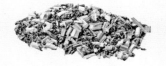
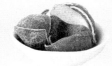
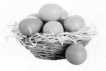

益母阿草煮鸡蛋

益母草30克，陈皮9克，鸡蛋2个，盐少许。将鸡蛋洗净，与益母草、陈皮一起放入锅中，加水适量炖煮至鸡蛋全熟，将熟鸡蛋捞出，剥去外壳后，放回锅中炖煮5分钟，放少许盐调味，去渣，食蛋、饮汤即可，每日服1剂。**本方适用于气滞血瘀型子宫肌瘤。**

花生丁香猪尾汤

猪尾90克，丁香、花生、盐各少许。猪尾洗净斩成段，放入开水中余透捞起，将猪尾、丁香、花生放入瓦罐加适量水，用武火烧开后，改文火煲2.5小时，加盐调味即可。**此方对寒凝血瘀所致的子宫肌瘤有很好的疗效。**

艾叶当归瘦肉汤

艾叶、当归、元胡各9克，瘦猪肉60克，盐适量。将瘦猪肉洗净后切成片。将元胡、艾叶、当归用水煎煮后滤取药汁。将此药汁与瘦肉片一同入锅炖煮至猪肉烂熟，调入盐，可食肉饮汤。**此方适用于气滞血瘀型子宫肌瘤。**

核桃仁粥

先准备好核桃仁15克，鸡内金12克，粳米100克。将核桃仁、鸡内金捣成粉，加清水研制去渣，同淘洗净的粳米煮粥，即可食用。分顿食用，连服7天。**此方适用于气滞血瘀、腹中瘀滞疼痛的患者。**

13.警惕子宫内膜异位症

子宫内膜异位症是一种常见的妇科疾病，是子宫内膜组织生长在子宫腔以外而引起的病症。内膜细胞本该生长在子宫腔内，但由于子宫腔通过输卵管与盆腔相通，因此使得内膜细胞可经由输卵管进入盆腔，发生异位生长。本病多发生于生育年龄的女性，育龄女性正处于卵巢功能最旺盛的时期。

子宫内膜异位症的病因及症状

子宫内膜异位症基本上属于良性疾病，极少发生恶变，它的病因一般来说有以下几个方面。

免疫因素

国内外都有研究表明，子宫内膜异位症患者常有免疫功能异常和免疫平衡失调。因此可以推测，免疫功能异常的女性比较容易得子宫内膜异位症。

子宫内压力升高

假如月经期宫内压力较高，经血顺着输卵管流进腹腔的量势必增多，这样进入腹腔的子宫内膜细胞也会增多，得异位症的机会也随之增加。因此，宫内压力升高，会引起子宫内膜炎。

种植学说

经血中所含内膜腺上皮和间质细胞可随经血逆流，经输卵管进入腹腔，种植于卵巢和邻近的盆腔腹膜，并在该处继续生长和蔓延，以致形成盆腔子宫内膜异位症。

遗传因素

经过研究发现，如果女性的上一辈直系亲属中有患该病的人，那么该女性患上同样疾病的概率比其他女性要高。

症状	具体表现
下腹痛和痛经	疼痛多位于下腹深部及直肠区域，以继发性痛经为典型症状
性交不适	多见于直肠子宫陷凹处有异位病灶或因病变导致子宫后固定的患者，表现为深部性交痛
不孕	子宫内膜异位症导致的不孕率高达40%～50%
月经异常	出现月经量增多、经期延长或经前点滴出血等现象
其他症状	子宫内膜异位到肠道所引起的腹痛、腹泻或便秘，甚至伴有少量周期性便血；若异位到泌尿系统内，可出现腰痛、血尿、肾积水等

子宫内膜异位症会导致不孕

在不孕的女性中，15%～30%的人患有子宫内膜异位症，而在子宫内膜异位症病人中，不孕率为40%～50%。临床上认为子宫内膜异位是导致不孕的主要原因之一。因此在临床上，对不孕的女性，如果输卵管通畅，子宫内膜反应良好，应考虑有子宫内膜异位症的可能。

卵巢的子宫内膜异位病变很常见，可直接影响卵巢排卵的正常进行，或者不排卵，而致使不孕。

输卵管部位的异位症可引起输卵管蠕动减弱甚至周围粘连，进而影响输卵管的功能，使输卵管伞端的拾卵功能大大降低，甚至无功能。即使形成受精卵，受损的输卵管运输受精卵的功能也大大减低，有可能造成宫外孕。若导致输卵管管腔堵塞，一侧或者两侧输卵管不通畅，亦可影响卵细胞进入输卵管内。

此外，卵巢受异位子宫内膜破坏，也可造成黄体功能不全，易造成胚胎停止发育或流产。

内异症患者自身免疫反应也对精子和受精卵不利，这些都是子宫内膜异位症导致不孕的因素。

子宫内膜异位症有着恶性疾病的传播方式

有些女性痛经多年，求治后才发现是患有子宫内膜异位症。子宫内膜异位症（简称内异症）是指具有生长功能的子宫内膜组织生长在宫腔壁表面以外的异常位置而引起的病变。主要症状是疼痛和不孕，临床统计表明：该病患者的87.7％存在痛经，71.3％有下腹痛，39.5％有排便痛，56.2％有性交痛，而由内异症引起的不孕更高达50％以上。不断加剧的痛经，随之而来的不孕、性生活痛苦，乃至担心害怕等，严重地影响着妇女的健康和生命质量，甚至影响到婚姻的和谐与家庭的幸福。

这种疾病虽然是良性疾病，却有着一些类似恶性疾病的生物学特征，如局部侵犯、远处播散、易复发等。随着社会的进展，初潮低龄化、妊娠分娩高龄化、绝经高龄化的趋势，本病发病率也有逐渐上升的趋势，已占普通妇科手术的30％以上。

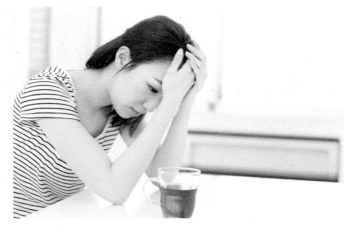

尽管育龄妇女内异症的发病率高达15％以上，却很少有早期确诊者，直到异位的内膜形成肿块，引发严重的疼痛，才确诊就医。由于治疗不及时，过去60％以上的患者可能因此终身不孕，有些重症患者即使切除子宫仍无济于事。

对子宫内膜异位症，国内外妇产科学者一直在努力探索其发病机制，但至今尚无定论。由于发病机理尚未明了，目前西医临床尚缺乏有效的治愈手段，不管是激素治疗还是手术治疗，都存在着复发和副作用大的弊端，而且患者的卵巢功能也有可能因此而受到影响。

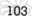

家庭食疗方：祛瘀止血，调理身体

二鲜汤

取120克鲜藕切片、120克鲜茅根切碎，加适量清水煮汁当茶饮。**此方有滋阴凉血、祛瘀止血的功效，适宜血热瘀阻型月经量多。**

乌鸡汤

雄乌鸡1000～1500克，黄芪100克。将鸡切块洗净，黄芪切段入鸡腹中，加水没过鸡面煮沸后小火炖烂熟，调味服食。经前3天服用，5天服完。**用于气虚血瘀型子宫内膜异位症。**

大米桂心粥

大米60克，加水600毫升煮粥，半熟时入桂心末5克煮至粥熟食。月经前2日开始，每日1剂，连服1周。**主治寒凝瘀血型子宫内膜异位症，症见经行腹痛，得温痛减，面色青白或紫暗。**

消瘤蛋

鸡蛋2个，中药壁虎5只，莪术9g，加适量清水共煮，待蛋熟后剥皮再煮，弃药食蛋，每晚服1次。**此方有助于散结止痛、祛风定惊，适宜气滞血瘀型。**

鸡蛋芎酒汤

鸡蛋2枚，川芎9克，黄酒适量。前两味加水约600毫升同煮，蛋熟去壳再煮片刻，酌加黄酒食蛋饮汤。经前3日开始服用，1日1剂，连服5天。**此方适用于气滞血瘀型子宫内膜异位症，症见经行腹痛、胀满不适。**

当归鸡蛋汤

当归身15克，鸡蛋1枚。水煎当归身冲服鸡蛋，每日一次。月经干净后开始，连服7日。**主治肾虚血瘀型子宫内膜异位症。**

14. 子宫发育不良
无法怀孕

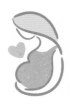

　　发育成熟的子宫，呈前后略扁、倒置的梨形，长约8厘米，宽约4厘米，厚2~3厘米，重约50克。正常子宫具有良好的伸展性，怀孕末期时的子宫体积可增大至未孕时的200倍。如果由于某些原因，子宫在青春期前已经停止了发育，或者虽在发育但未能达标，就可能发展为幼稚子宫，即子宫发育不良。

　　幼稚子宫结构和形状大致正常，体积较正常子宫小，宫颈相对较长，宫颈与宫体的比例由正常的1：3变成1：1或2：3；宫颈外口小，颈管呈圆锥形，子宫体极度前屈或后屈（前屈者往往子宫前壁发育不全，后屈者则子宫后壁发育不全）。

子宫为什么会发育不良

　　➡ 内分泌失调，特别是因卵巢功能障碍所致的雌激素、孕激素分泌不足。

　　➡ 青春期营养不良（如患青春期厌食症）或罹患某些慢性疾病，也可能影响性激素的分泌，进而累及包括子宫在内的性器官发育。

　　➡ 过度减肥。不少处于青春期的女孩子，将青春期的正常体重增长误认作肥胖而胡乱减肥。而减肥就必然要限制脂肪类食物的摄入，从而影响体内性激素水平，使子宫受累。

透过月经看子宫发育情况

　　子宫深藏于人体内部，看不见也摸不着，怎么知道它发育得好不好呢？不妨借月经这面镜子来窥视子宫的"内幕"。

　　月经迟潮伴月经稀少、痛经甚至月经不潮，常常是子宫发育不良的重要临床表现。一般来说，如果月经情况大致正常，就可以宽心了。但如果初潮年龄超过

16岁，且经期极不规则，甚至几个月才来一次，经量又很少，或伴颜色异常、经期严重腹痛时，就得多一个心眼了。

　　需要警惕子宫发育不良的情况：女性到了性发育期的年龄，月经迟迟不来，或是月经稀少，乳房又不见明显隆起，阴毛稀少，即使月经来了，量也特别少，这种情况就应提高警惕，不妨用B超查个究竟。

子宫发育不良最糟糕的结果是不孕

　　幼稚子宫的内膜较为薄弱，致使受精卵难以附着植入；即使侥幸植入，也常因根基太浅，难逃流产厄运，无法进一步发育成胎儿。

　　正常情况下，女性发育成熟后，子宫理所当然具备了生育能力。倘若脑垂体、下丘脑、卵巢等器官发生了"故障"，子宫发育则会迟缓，而且其他第二性征也不可避免地会受到牵连，直接导致无生育能力。

　　子宫发育不良俗称"子宫小"。子宫偏小主要由内分泌功能不良所致，特别是卵巢功能障碍引起雌激素、孕激素分泌不足所造成的。而卵巢功能降碍除了会使子宫发良不良外，对怀孕更大的不利因素是，这样的患者常常也没有排卵或者会因黄体功能不全而造成女性不孕。

👣 子宫发育不良的治疗

　　◦ 临床上，目前主要是通过促排卵的方法，使卵巢逐渐恢复功能，完成正常的雌、孕激素分泌，帮助子宫生长发育。

　　◦ 西医多采取合用甲状腺素片和己烯雌酚等药物，配合黄体酮，建立人工排卵周期的方法。

15. 高泌乳素血症的 症状及治疗

泌乳素是一种多肽激素，也叫催乳素（PRL），是脑垂体所分泌的激素中的一种。在女性怀孕后期及哺乳期，垂体泌乳素分泌旺盛，以促进乳腺发育与泌乳。血中泌乳素水平过高，则称为高泌乳素血症。往往有乳房胀痛、溢乳、月经稀少甚则闭经的表现。

当体内泌乳素过多时，可以抑制垂体的促性腺激素分泌，并直接影响卵巢的性激素合成，使血清雌激素水平低下，从而引起卵巢功能紊乱，排卵减少，或无排卵溢乳，甚则闭经，导致不孕。

在高泌乳素血症患者中，约1/4是由垂体肿瘤引起的，还有些可由于下丘脑、垂体功能障碍，甲状腺功能减退，肾功能不全，其他部位恶性肿瘤，胸壁损伤等原因引起。另外，长期服用抗精神病药物、抗抑郁药物、抗癫痫药物、抗高血压药、抗胃溃疡药等均可引起血清泌乳素轻度或者明显升高。

高泌乳素血症的常见症状

 泌乳：非产后泌乳是高催乳素血症的标志，与闭经同时存在，常被称为闭经泌乳综合征。

 月经稀发甚至闭经：初期月经可能正常，后逐渐变为月经稀发以至闭经。

 不孕或流产：血催乳素浓度升高时，卵泡液中的催乳素水平也升高，雌激素水平降低，从而引起黄体功能不全而致不孕或孕早期流产。

 其他：由于雌激素水平低下，出现性欲减低、阴道干燥、性交困难和乳房变小等症状。

高泌乳素血症的治疗

高泌乳素血症会导致不孕不育，带来很多精神负担，所以应该合理治疗，治疗方法一般包括以下几种：

药物治疗

溴隐亭是一种半合成麦角碱衍生物，可促进PRL-IH合成和分泌，抑制PRL合成和释放，适用于各种类型HPRL，也是垂体腺瘤（微/巨腺瘤）首选疗法，尤以年轻不孕者为然。其他抗泌乳素药物包括左旋多巴、八氢苯并喹啉、维生素B_6等。

手术疗法

适合于巨腺瘤出现压迫症状者，以及肿瘤抗药、溴隐亭治疗无效和嫌染细胞瘤多种垂体激素分泌者。现行的经蝶显微手术安全、方便、易行，疗效类似于溴隐亭疗法。手术前后配伍用溴隐亭可提高疗效。手术缺点是：垂体肿瘤无明显包膜、边界不清者，手术不易彻底或损伤，致成脑脊液鼻腔瘘，继发垂体功能减退。

促排卵治疗

可以在医生的指导下，服用促排卵药物或者注射相关药剂。

化学治疗

适用于HP系统非功能性肿瘤，以及药物和手术治疗无效者。照射方法包括深部X线、^{60}钴、α粒子和质子射线。同位素^{90}钇、^{198}金垂体植入等。

16. 衣原体感染影响受孕过程

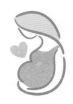

　　衣原体到底是一种什么东西呢？我们知道，人体内并不是一个绝对无菌的环境，仅在男性尿道、女性阴道内就有20多种微生物生存。这些微生物有好的，有坏的，它们相互制约，构成一个平衡状态。而衣原体是一种比病毒大、比细菌小的原核微生物，呈球形，直径只有0.3~0.5μm，无运动能力。

　　衣原体广泛寄生于人类、哺乳动物及鸟类，仅少数有致病性。无论是婴儿还是老人，生殖道中均可能有衣原体的寄居，在成年男女生殖道中的检出率非常高，而这些人没有任何症状，这说明这种"衣原体阳性"是正常情况，不需要任何治疗。对于健康的女性而言，阴道的弱酸性环境便能维持阴道的自洁功能。

　　能引起人类疾病的有沙眼衣原体、肺炎衣原体、鹦鹉热肺炎衣原体。衣原体、支原体感染和"HPV"病毒感染，最早都被认定是通过性传播的。现在发现，除了性之外，还有其他感染机会。

衣原体感染的传播途径

　　直接性接触感染：性传播是衣原体感染最为常见的原因，在性生活中如果不注意卫生，或者性伙伴过多，又或者性生活过于频繁，是很容易造成衣原体感染的，而且很有可能感染其他疾病。

　　间接接触感染：与患者共用毛巾、衣物等私人物品，或者使用患者使用过的器械，或者与患者共用一个游泳池等，这些情况都有可能导致衣原体感染。

　　产道感染：孕妇在分娩的时候容易患有沙眼衣原体生殖道感染，新生婴儿通过阴道分娩可能会感染沙眼衣原体，导致婴儿很有可能患有结膜炎和衣原体肺炎。沙眼衣原体女性生殖感染临床最常见的就是宫颈内膜炎。

女性感染衣原体的症状

女性衣原体感染的主要感染部位为宫颈，可累及整个泌尿生殖器官，此类感染可出现无症状感染（缺乏症状反应），即缺乏自觉症状。

- 临床表现为阴道有脓样分泌物，亦可为黏液或浆液性。
- 分泌物量较多（为中等量），稍有臭味。
- 阴道黏膜为正常颜色，但常伴有宫颈糜烂。

衣原体感染可导致不孕

衣原体感染是一个慢性的、隐匿性的过程，常见的是引起宫颈的感染，除了宫颈的感染，也可以往里面扩散，从而引发一系列炎症，对女性的受孕过程产生影响。除了感染宫颈口、宫颈管，形成子宫内膜的炎症外，还可以导致输卵管的炎症，甚至输卵管周围的炎症，有可能造成输卵管堵塞。这些炎症不论是哪一个，都会影响女性正常的受孕过程。

对进入阴道内的精子活性产生影响，影响精子的移动，精子由于运动受到影响，可能死亡，不能完成正常的受孕过程；或者使精子数量减少，活动力降低、形态异常，失去进入卵子并与其结合的能力。

衣原体感染的治疗

衣原体感染通常用一般的口服药就足够了。如果医生为此开出静脉点滴1周，就有可能是"过度治疗"了，不仅仅会造成经济损失，对健康也是有损害的。因为，大剂量地用了抗生素以后，阴道正常的菌群会被杀死，原本的平衡就被打破了。因此，口服一个礼拜的药就足以治好了。

但需要注意的是，治疗之后不要马上去医院复查。因为之前的感染是长到细胞组织上的，需要将它更新换代地代谢掉，变成正常的组织，然后再查，一般是来完一次月经之后再复查最为理想。如果马上就复查，有可能检查出来的结果还有这两种感染，这也会给医生造成困扰，觉得这个药不敏感，还得换别的药，于是又对病人进行了过度治疗。

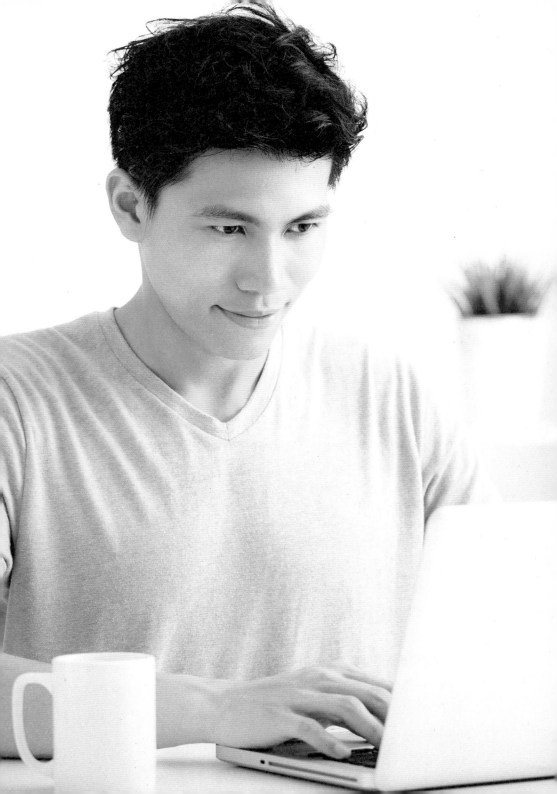

Part 05

男性生育
路上的拦路虎

成功怀孕的勋章上，有女人的一半，也有男人的一半。期待着一个天使叫"爸爸"，无奈孕育的路上障碍重重。不必暗自神伤，也不必怨天尤人，正视现实，各个击破，成就完美"爸业"！

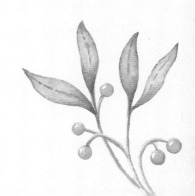

1. 精液过少降低 受孕率

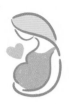

　　正常男性每次射精排出的精液为2~6毫升，当精液量少于2毫升时就可确认为精液过少。精液量少者临床上多伴有腰膝酸软、神疲乏力、形体瘦弱，或少腹胀痛，或射精时刺痛。

精液过少的原因

　　短时间内性生活或手淫频繁者。精液量会相对减少，但间隔一段时间后可恢复正常。

　　睾丸发育不良、内分泌紊乱。可导致产生精液的附属性腺如精囊和前列腺等发育不良或功能失调。

　　精囊和前列腺本身的病变。精囊和前列腺发育不良、雄激素缺乏而分泌功能减退导致精液量减少。

　　射精管阻塞、先天性双侧输精管缺如、尿道狭窄等。精子输出管道梗阻，精液潴留于异常部位等造成精液排出受限。

　　生殖系统感染。如结核病、淋病或非特异性炎症。

精液过少对怀孕的影响

　　精液量过少时，不能充分中和阴道中的酸性分泌物，会影响精子的活动力和存活率。

　　精浆中的果糖等营养物质缺乏，不能维持精子足够的能源营养。

　　过少的精液量也会造成精子在女性生殖道内的上行困难。

精液量少 ≠ 少弱精子症

少弱精子症是指男性精液中的精子数量少，活动能力差，与精液量的多少没有必然的联系。

男性精液由精子和精浆组成，精子占5%左右。精子是由睾丸产生的，精浆则由前列腺、精囊腺和尿道球腺的分泌液组成。因此，精液量少并不意味着精子数量减少了。但是，如果男性每次性生活后的射精过多，超过7~8毫升，则会稀释精液里的精子浓度，反而不利于生育。

精液自查：量、色、状、味

虽然精液量少不能作为判断"男"题的唯一信号，但并不表示精液量过少都是正常健康的。临床有不少患者因精液量过少而检查出患有慢性前列腺炎、精囊炎等男科疾病。因此，男性应掌握自查方法，做到早发现、早治疗。

最简单的方法，就是每次过完性生活之后都留心观察一下自己的精液。除了留意精液量的多少之外，还要注意观察它的颜色、性状、气味等是否正常。

正常的精液颜色应该是乳白色、淡黄色或者无色，如果发现有鲜红色、暗红色等异常颜色，就应提高警惕，注意检查生殖器是否有破口等，并及时就医。

在外形方面，要注意观察精液里是否有块状物、是否出现不液化等异常状态。

精液气味异常也应引起足够的重视。

2.少精症是常见的 男性不育原因

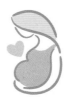

　　少精子症是指精液中的精子数目低于正常具有生育能力男性的一种疾病，国际卫生组织规定男性的精子在1000万～2000万之间，称为轻度少精子症；如果在500万～1000万，称为中度；如果小于500万就称为重度少精子症；如果说在高倍视野下只能发现几个精子，或者离心后才能看见几个精子，称为严重的少精子症。

少精子症的病因

　　在精子形成的整个过程中都受到内分泌激素的调节，任何影响生精功能的因素均将导致精子数目减少。

　　精索静脉曲张：精索静脉曲张时，使睾丸的局部温度升高，血管活性物质增加，从而影响睾丸生精功能，但精索静脉曲张程度与精子质量不成比例。

　　隐睾：隐睾是影响精液质量的重要原因之一。单侧隐睾约60%病人不育，因此若精子密度低，又有隐睾存在，必须及早治疗。

　　泌尿系统感染：附属生殖腺的慢性感染，可以影响精液中的各种化验指标。

　　自身免疫：生殖免疫学研究发现，男性自身免疫可影响生育能力，抗精子抗体可影响精子的产生和运送。

　　内分泌异常：男性正常生精功能依靠于下丘脑-垂体-性腺轴功能的正常，其中任何一个环节障碍，都会影响生精功能，其他如甲状腺、肾上腺疾病也会影响生殖腺功能而致少精子症。

　　染色体异常：染色体畸变对精子密度、活动率及形态均有严重影响。

　　其他：阴囊温度过高、放射损伤、化学毒品及药物影响均可造成少精子症不育。

少精症是常见的男性不育病

一般将少精症分为特发性少精症、原发性少精症和继发性少精症，其中特发性少精症占不育症人群的11%~15%。少精症男性常表现为神疲乏力、腰酸膝软、头晕耳鸣、性欲淡漠等症状，亦可无任何症状，但其共同表现是婚后长期不育，精液常规精子数量少于20×10^9个/L。

少精症因为精子数量少，与卵子相遇的机会就少，容易导致男性不育。

一般来说，少精症不是独立的一种病症，通常都与男性的一些疾病有关。常见原因比如患者的睾丸生精功能弱，造成精子的产生和发育不够好；还有就是一些疾病的危害，以射精管阻塞最为常见，当然还有其他的疾病也是会造成。所以怀孕的几率微乎其微。

少精症必须要经过正规的治疗以后才能进行受孕，否则会对胎儿产生非常大的影响，有很大的概率造成胎儿畸形、流产等。

少精症的治疗要针对病因

现在医学对于少精症的主要治疗方法，是根据少精子症的病因采取相应的治疗措施。

感染引起的少精症

如有急慢性睾丸炎、附睾炎、前列腺炎、精囊炎等，应检查解脲支原体、沙眼衣原体、抗生殖支原体等，还要分别感染的部位是精囊炎还是前列腺炎。

内分泌功能异常引起的少精症

一部分患者服克罗米芬可提高精子数量；也可以采用人绒毛膜促性腺激素1000U，每周肌肉注射2次，8~10周为一疗程；同时可每日内服维生素E100~200毫克，连服3~4个月。

精索静脉曲张引起的少精症

病程短可使用中药化瘀治疗；病情严重的可做精索静脉结扎术。

没有明显病因引起的少精症

补锌对少精和死精症有一定疗效，服药后精子数量可明显增加。

3. 射精障碍引发
男性不育

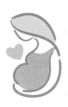

射精障碍是指男性在性欲兴奋高潮过程中，精液不能正常排出的一种病理状态。

射精障碍的症状

射精障碍一般分为以下几种情况：

不射精：性交过程中，男子阴茎能保持坚硬状态，也可进入阴道内，但达不到性高潮，也不射精。

性快感缺失：指男子不能达到性高潮，通常是心理性的，大多为原发性。

射精延迟：需要对阴茎进行异常的刺激才能达到高潮和射精，也被认为是一种轻度的性快感缺失。

逆行射精：性交时能达到性高潮，也有射精的感觉，但没有精液自尿道口射出来，此时精液逆向流进膀胱，称为逆行射精。

射精无力：也称为部分射精不全，特征是泄精正常而射精阶段异常。患者的性高潮感觉降低，同时在射精时伴有的节律性收缩消失。

早泄：指男子在阴茎插入阴道后不能控制足够的时间就已射精。

射精痛：射精时会阴、尿道或尿道口疼痛。

射精障碍引发男性不育

射精障碍可能会影响到男性生育。精子与卵子的结合是生育的基础条件，男性射精出现障碍，就不能将精液射进女性的阴道内，进而导致女方不能受孕，引发不孕不育。

射精障碍的原因

先天性因素

生来就有宽膀胱颈、尿道瓣膜、尿道憩室等。

医源性因素

各种膀胱、前列腺、睾丸炎等的手术失误都会导致射精障碍。

疾病因素

男性患有糖尿病或者脊髓受到损伤，会导致男性发生逆行射精或者精子不能正常排出。

药物性因素

一些药物也会暂时对男性的射精起到一定的阻碍，引起男性发生逆行射精。

机械性因素

一些机械性的原因或者是一些炎症情况，会导致男性的精子射出受到阻碍。

射精障碍的治疗及护理

性教育和性心理治疗：讲解性知识、消除不良心理影响及错误观念并加以性行为指导。

电振动和电刺激疗法：约50%的射精障碍患者能一次治愈。

药物治疗：可通过服用西药或者中药进行治疗。

其他治疗：内分泌失调或药物所致的射精障碍，应适量补充激素或停服药物。射精管阻塞可用内腔镜切开射精管口。

射精障碍患者在生活中要注意调整好心态，戒烟酒，少食辛辣刺激性食物，参加适当的锻炼，增强体质。

4. 精液液化时间长
影响精子活力

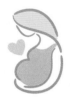

　　小勖结婚4年，一直没有怀上宝宝。妻子去医院检查了好几次，结果都显示生殖功能正常。后来，小勖在妻子的唠叨下去医院检查了精液质量。检查结果显示小勖精液的液化时间大于60分钟，虽然精液的精子密度正常，但精子活动率稍低。原来这么多年来，小勖精液的液化时间过长，才是夫妻俩一直没有怀上宝宝的"罪魁祸首"。

　　男性刚射出的精液在凝固酶的作用下呈胶冻状，在5~30分钟后开始在纤维蛋白溶解酶的作用下液化，变得较为稀薄，然后精子可以充分地活动，这个过程称为精液液化。

　　精液液化是精液转化的重要过程。在未液化时，精液是凝固状态的，此时精子静止不动。只有当精液液化了，精子才可以在子宫颈、子宫、输卵管内穿行，最终与卵子顺利结合，形成受精卵在子宫着床。

　精液液化时间过长的原因

　　正常的精液液化的时间应该小于30分钟，如果不能液化或超过1小时才液化，则称为精液液化不良，就会影响精子的活力和存活率，导致不育。

　　精液液化不良的常见原因是由精囊炎和前列腺炎所致的，前列腺分泌的纤维蛋白溶解酶不足；微量元素（镁、锌等）缺乏；先天性前列腺缺失等。

　　一般认为，前列腺和精囊的分泌物参与了精液的凝固与液化过程，精囊产生的凝固因子引起精液凝固，而前列腺产生的蛋白分解酶、溶纤蛋白酶等精液液化因子使精液液化。一旦精囊或前列腺发生了炎症，可使分泌发生障碍，造成凝固因子增多或液化因子减少，造成精液液化不良。

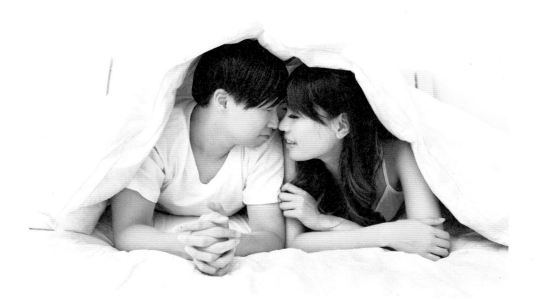

👣 让精液液化的方法

精液液化不良是男性不育的主要原因之一，液化不良不仅影响了精子的活力和寿命，还不利于精子从阴道往子宫内的穿行，影响受精。精液液化不良通常是由急慢性前列腺炎症引起的，如果备孕男性有精液液化不良的现象，则应该及时到正规医院做抗炎治疗。

依靠医院的专业治疗有时往往不能立竿见影，而备孕夫妻如果心急怀孕，可以试试自己用人工手段使精液液化。具体方法需要糜蛋白酶（粉针剂的）5毫克，生理盐水1毫升和注射针管1支。用针管吸1毫升的生理盐水注入到5毫克糜蛋白酶里，再将盐水稀释的蛋白酶吸到针管内，同房后，抽掉针头将它注射到阴道内，抬高臀部半小时即可。

这种方法便捷有效，备孕夫妻自己在家就可以操作了。不仅可以使精液正常液化，帮助备孕夫妻怀孕，还对精子的质量没有影响，也不会影响生男孩还是生女孩。

5.精索静脉曲张是
不育的主要原因

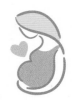

精索静脉曲张（VC）是指精索的静脉回流受阻、瓣膜失效、血液返流而引起血液淤滞，导致蔓状静脉丛扩张、伸长、弯曲。以左侧发病为多，亦可双侧发病或单发于右侧。

精索静脉曲张是男性常见的泌尿生殖系统疾病，也是导致男性不育的主要原因。多见于青壮年，发病率占正常男性人群的10%～15%，在男性不育症中占19%～41%。

精索静脉曲张易致不育

阴囊精索静脉曲张并非小毛病，若不及时有效地给予治疗，则可能导致不育。究其原因，主要有两方面：

其一，曲张的精索静脉可引起局部血流不畅，严重者造成血液返流受阻而淤积，使得睾丸组织温度增高和长期缺氧，导致生精障碍。

其二，精索静脉曲张时，肾上腺静脉与肾静脉的血液亦会返流到睾丸组织中，其内含有儿茶酚胺、皮质醇、五羟色胺和前列腺素等，这些活性物质可对睾丸产生毒性作用，进而导致男性不育。

精索静脉曲张的症状

阴囊精索静脉曲张病人一般在久立后阴囊有坠痛，重时可牵涉同侧下腹部或大腿内侧，平卧后此症状消失。临床表现有全身不适、寒颤、高热，如继发于败血症，则全身症状重，并可伴有恶心、呕吐等肠胃症状。患侧睾丸肿大可增大1~2倍，胀痛并向同侧腹股沟延伸，若并发附睾炎则睾丸与附睾界限不明。

精索静脉曲张的治疗方法

○ **手术治疗是主要的治疗方法。** 可以达到理想的治疗效果。目前手术治疗有经腹股沟管精索内静脉高位结扎术、腹腔镜手术、经腹膜后精索内静脉高位结扎，精索静脉介入栓塞术等。

经腹膜后高位结扎精索静脉相较于经腹股沟管手术和腹腔镜手术具有手术创伤小，不易损伤其他血管，不易漏扎精索静脉，手术时间短，手术费用低及术后并发症、复发率低等优点，是单侧精索静脉曲张的首选治疗方法。

○ **亦有部分采取（或联合）药物治疗。** 手术联合药物治疗者的精液参数改善程度和妊娠率均明显优于单纯手术的治疗。

日常注意事项

○ **避免长时间久站。** 长久站立会增加腹压容易发生精索静脉曲张，因此患者应经常让腿做抬高、放下的运动。可能的话，最好能小走一番。

○ **保持心情舒畅，注意休息。** 精索静脉曲张患者，忌暴怒伤肝，不宜做重体力活，也不宜做激烈运动。

○ **注意饮食，补充营养。** 不宜吃辛辣刺激的食物，烟酒最好杜绝。可以经常食用富含维生素E的食物，如玉米油、花生油、芝麻油，莴笋叶及柑橘皮，对预防和恢复精索静脉曲张也有一定效果。

○ **保持清洁，避免感染。** 注意会阴部清洁卫生，防止逆行感染；及时治疗泌尿生殖系统感染，减少炎症发生的机会，避免加重精索静脉曲张。

○ **节制房事，多穿紧身内裤。** 精索静脉曲张患者性生活要规律，控制性冲动；另外，可经常穿紧身内裤或用阴囊托以防阴囊下坠。

○ **注重定期检查。** 定期进行检查，可以帮助男性及时发现男性疾病，使疾病能得到及时有效地治疗。

6. 输精管梗阻是
不育的常见原因

输精管是一条细长的管道，左右各一条，每条全长约40厘米。输精管一端与附睾管相连，另一端与精囊腺汇合后形成射精管，开口于后尿道。输精管道堵塞是造成男性不育的常见原因之一，在男不育中约占7.4%，而在无精子症中则可达40%以上。

输精管堵塞又称为输精管梗阻，是男性不育中常见的一种无精子症的病因。男性如果出现输精管堵塞，最主要的临床表现是男性精液中没有精子，婚后影响生育。精子排出须通过睾丸输出小管、附睾管、输精管、射精管及部分尿道，以上任何部位的堵塞都可影响精子的排出。如单侧输精管道堵塞，则对生育影响不大；如双侧堵塞，精子不能正常排出，将导致不育。

输精管道不仅是精子的通路，而且具有使精子成熟并获得活力的功能。输精管堵塞则使精子活力降低，从而影响受孕。

引起输精管道堵塞的常见原因

泌尿生殖系统的感染：如附睾炎、前列腺炎、精囊炎或附睾输精管结核等，造成输精管道堵塞，以附睾与输精管连接部较多见。

先天性畸形：如附睾头、体、尾段缺如，输精管一段或完全缺如，输精管与附睾不连接，附睾、输精管或精囊发育不全等。

损伤：如疝修补术、精索静脉曲张、精索肿瘤手术等可伤及输精管；附睾精液囊肿、睾丸鞘膜积液手术，可伤及附睾；前列腺手术可引起射精管口闭塞；或虽无直接损伤，但术后感染、粘连、疤痕形成等均可使输精管道受压、堵塞。

肿瘤：如附睾肿瘤、精囊肿瘤、前列腺肿瘤等，均可造成输精管道堵塞。

输精管道梗阻的特征

- 精液中无精子或精子数量少。
- 睾丸形态正常或轻度缩小，质地基本正常。
- 附睾或输精管触诊异常。
- 血FSH水平基本正常或轻度增高。

输精管梗阻的治疗途径

抗感染： 因生殖道感染引起的射精管口水肿，一般不需手术，经抗感染及物理治疗控制炎症，水肿消退，生殖道可恢复通畅，但需特别提醒的是此种情况只有在急性炎症期才有效。

输精管吻合术： 如果堵塞在输精管，可行堵塞段切除输精管端吻合术。

输精管附睾吻合术： 病变在附睾尾部，可行输精管附睾吻合术，但疗效极差。

肿物切除术： 精索精囊、前列腺肿瘤或囊肿可行手术切除。

尿道内口切开术或尿道成形术： 治疗尿道外伤所致的尿道狭窄或闭锁。

人工精液囊： 对输精管发育不良或缺失者，可采用人工精液囊收集附睾内精子，再行人工授精来解决生育问题，但基本无治疗效果。

输精管道穿刺取精： 配偶间的人工授精治疗。

经尿道射精管切开术： 手术采用尿道镜下后尿道纵形切开或精阜切除，要特别小心保护膀胱颈、尿道括约肌和直肠黏膜。部分患者术后精子质量有所改善，但再次粘连机会较多，治愈机会有限。

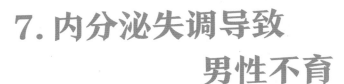
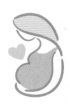

7. 内分泌失调导致 男性不育

　　内分泌失调是导致男性不育的重要原因之一，会引起各种症状，如不育、性功能障碍、脱发、脸上长痘、前列腺增生、甲状腺功能低下或甲状腺功能亢进、失眠、精神萎靡、情绪起伏等。

内分泌失调导致男性不育的几种情况

　　成年男性的正常性功能和生育能力有赖于机体的正常激素水平，若机体内分泌异常，体内激素水平紊乱，就有可能导致不育。常见的有以下几种。

　　下丘脑：下丘脑是机体内分泌系统的最高中枢，下丘脑功能则不能正常分泌促性腺激素释放激素、卵泡刺激素、黄体生成素睾酮水平降低，性欲减退，甚至勃起功能障碍，精液少或无精子。

　　垂体：垂体分泌的FSH和LH直接作用于睾丸。垂体病变可导致垂体前叶功能减退，影响生殖系统及性功能，导致外生殖器萎缩、勃起功能障碍以致不育。

　　高泌乳素血症：过高的泌乳素会干扰下丘脑垂体睾丸轴，导致男性性功能障碍和男性不育。

　　甲状腺：甲状腺病变导致功能亢进或减退，生殖系统方面表现有性欲减退、勃起功能障碍、精子生成受到抑制而发生少精子症、精子活力低，部分病人可伴有男性乳房发育。

　　肾上腺：出现性欲减退、勃起功能障碍，患者血睾酮水平可降低，睾丸组织萎缩，间质细胞退化，生精小管纤维化，从而精子生成障碍，最终导致不育。

内分泌失调的治疗

可以用中西医结合的方法治疗男性内分泌异常，首先从调节内分泌的方式上入手，尽可能通过饮食及运动的方法进行治疗，必要时可以使用药物进行辅助治疗。

在治疗的过程中，男性患者一定要养成良好的饮食习惯及适当的休息，不要过度的熬夜、吸烟或饮酒等，因为这些不良习惯均会在不同程度上给内分泌系统带来不良的影响。对于病情较为严重的患者，可以通过补充激素进行调理。

养成良好生活习惯，调节内分泌

调节内分泌主要从饮食、运动上入手，另外要养成良好的饮食习惯，多吃新鲜果蔬、高蛋白类的食物，多喝水，补充身体所需的水分，同时多参加各种运动锻炼，加强体质，还要保证充足睡眠。

少吃快餐

快餐易导致男性心血管系统疾病和生殖系统肿瘤的高发；摄取人工激素过多，体内毒素过多，也会造成内分泌失调；另外要少用塑料制品（包括保鲜袋）盛装微波食物，因为容易溢出有毒物质。

多按摩

从四肢末梢朝心脏方向按摩，可以推动淋巴及血液的流动，使肌肉的代谢更加旺盛，提供细胞更多促进代谢的营养素和帮助脂肪燃烧的氧气，同时加速排出废物。

少熬夜

要提高睡眠质量，可以在上床睡觉之前的2~3小时内进行锻炼，使睡眠保持平稳。同时，在睡前泡个热水澡或者喝杯热牛奶也有好处。

多泡澡

高温反复入浴可以促进血管收缩、扩张。每次泡澡3分钟，休息5分钟再入浴，重复3次，能在不知不觉中消耗大量能量，相当于慢跑1千米。

8. 性欲减退影响生育

性欲减退是以性生活接应能力和初始性行为水平皆降低为特征的一种状态，表现为持续存在的性兴趣和性活动的降低，甚至丧失。

男性性欲减退的原因

情绪：人在情绪不佳时，性欲容易暂时减退，尤其是在极度悲伤、恐怖、消沉和绝望等恶劣状态下，性欲会受到显著影响，甚至可完全丧失。

营养：蛋白质和锌等重要元素的缺乏可引起性功能减退。

嗜烟酒：长期大量吸烟与不吸烟者相比，更容易引起阳痿；长期嗜酒可使性功能减退，性欲下降。

药物：长期或大量服用某些药物，可致性功能减退，甚至可以引起男子阳痿和女子性冷淡。如长期接受放射治疗，也可导致性欲降低。

居住条件：居住在杂乱无章、通风不良、过于拥挤的环境里，不仅会引起心绪不佳，而且由于室内新鲜空气不足，导致大脑供氧不足，使性欲降低。

季节、气温：在气温偏低的冬春季节，多数人性欲较强，尤其是春季被认为是求爱季节，而汗流浃背的盛夏，性欲常暂时减弱。

年龄：男子多在青春期之后性欲达到高峰时期，30～40岁时开始减弱，自50岁左右起减弱明显，但多数能保持至70岁，甚至更长。

诱因、性生活史：如生活单调或很少与他人交往，性欲受到抑制；长期无性生活或很少获得快感和满足者可使性欲降低，过频的性生活也会导致性欲降低。

感情：夫妻间感情出现障碍，特别是若已达到破裂的程度，对对方产生厌烦心理，性欲大多减退。

健康状况：只有身心都健康的人才能长期保持较高的性欲水平，很多疾病都会影响性欲。

性欲减退对男人的伤害

造成性功能障碍。性欲低下的人本来就很容易存在自卑心理，不及时开导治疗，会进一步产生对性恐惧或者厌恶的心理，导致性欲完全丧失。

影响生育。当男性性欲低下时，不管是药物还是心理原因，都会导致精子质量的下降，降低精子和卵子的受精概率，从而导致男性不育症。

造成心理障碍。使男人出现精神萎靡、焦虑的心态，长期心理压力得不到释放，还会引发并发症，甚至性冷淡、性厌恶等。

破坏夫妻感情。性欲减退使男人丧失自信，从而逃避正常的性生活，加之男性不敢吐露心声，导致夫妻间相互猜忌，最终导致感情破裂。

如何摆脱男人性欲危机？

保持充足的睡眠。睡得好了，人体各系统的反应功能也会更加灵敏。当大脑接收到性刺激后，会积极做出反馈。

饮食平衡。健康的饮食习惯会改善血管状况，提高向生殖器供血的能力。均衡的营养能降低男性胆固醇水平，改善性欲低下的问题。

坚持运动。经常进行有氧运动，能提高男人的身体素质，提升男人的性能力。慢跑、游泳、散步、韵律操等都能提高男人性欲。

慎重使用药物。不少药物会影响性欲，使用时应及时与医生商量，选择其他药物进行治疗，将药物对性能力的影响降到最低。

戒烟戒酒。嗜烟嗜酒都可能麻木大脑中枢神经，对各种外界刺激的反应会明显减缓。

减少心理压力。生活中要适当减轻压力，与妻子倾诉苦闷，增进夫妻感情，缓解心理压力。

预防慢性病。各种慢性疾病，如慢性前列腺炎、睾丸炎、附睾炎等会造成男人性欲和器质性的伤害，从而导致男人性欲减退。

9. 抗精子抗体影响生育

小张和李小姐结婚5年，一直没能成功"造人"，到医院检查，结果显示都很正常，没有任何问题。后来由于家人的压力，两人分开各自再结婚。谁知婚后两个家庭先后怀孕生子。后证实这属于免疫性不孕，小张的精子和李小姐的卵子出现罕见的排斥现象，这种几率大概在10%左右。

免疫性不孕症占不孕症患者中的10%~30%，其中包含抗精子抗体、抗子宫内膜抗体、抗卵子抗体等，临床上最多的免疫性不孕是抗精子抗体导致的。所谓的抗精子抗体，是一种比较复杂的病理产物，而且男女均有机会罹患抗精子抗体。

女性生殖道，特别是子宫体内的巨噬细胞，在抗精子抗体呈阳性时便把精子当作"异物"识别并大肆进行吞噬。而在男性，则是自身产生"自卫"，引起自己的免疫系统产生抗体，导致"自相残杀"，使精子难以生存。

抗精子抗体从多环节影响生殖

干扰精子的代谢、活化及获能：抗精子抗体可以影响精子获能，影响精子和卵细胞透明带结合及精子顶体反应。

干扰精子对宫颈黏液的穿透：宫颈黏液存有黏蛋白网络和免疫球蛋白结晶片段的受体，表面带有免疫球蛋白的精子，在通过宫颈黏液时，黏液和免疫球蛋白分子间相互作用，阻碍精子的通过。

加速女性生殖道内精子的消除：介导表面带有免疫球蛋白受体的吞噬细胞，可清除进入生殖道黏膜面的精子，使精子数量迅速减少，以致影响受精。

干扰受精：结合在精子头部卵细胞识别分子或邻近分子上的抗精子抗体，可以通过在空间上的阻碍作用，干扰识别过程和精子与卵细胞膜的结合。

干扰受精卵的发育：精卵结合成受精卵，其表面仍可带有精子抗体，从而干扰受精卵的正常代谢和发育。

哪些男性易产生抗精子抗体

- 做过输精管结扎手术的患者，有7成概率会在手术后产生抗精子抗体。
- 儿童时期做过疝气修补手术，造成输精管阻塞的患者，50%在成年之后会出现抗精子抗体。
- 睾丸受过外伤，有睾丸外伤史的病人，精子容易有机会跑到血液里面。
- 生殖道感染引发炎症，比如前列腺炎的衣原体感染，根据相关数据显示，伴随着衣原体感染的病人50%会产生抗精子抗体，而其他没有衣原体感染的病人只有16%的发病率。

抗精子抗体要分类治愈

体外授精

若女性的体内持续存在高滴度的抗精子抗体，那么女性就只能选择体外授精进行受孕，该治疗方法的受孕率非常高。

宫腔内人工授精

当女性的宫颈黏液中存在大量的抗精子抗体时，可将丈夫的精液在体外进行处理后，分离出高质量的精子并进行人工授精。

隔绝疗法

精子的同种免疫性不孕女性可以使用避孕套3~6个月后，就能够有效的避免精子抗原对女性的进一步刺激，等抗体消失以后，就可以选择排卵日进行受孕，提高了受孕率。

免疫抑制疗法

肾上腺皮质激素类的药物可以用于治疗免疫性不孕，例如在排卵前的两周可以运用强的松5毫克，每日3次。但是该治疗技术会给女性的身体带来伤害。

10.抗卵透明带抗体致不孕

吴小姐结婚多年一直未怀孕，去了多家医院也没查出原因，最近做了"免疫荧光试验"，才查出原来她患了自身免疫性不孕。医生说，是吴小姐的卵子"作茧自缚"，被透明膜封闭了起来，无法受精，所以不能怀孕。

其实吴小姐种情况属于"抗透明带抗体免疫性不孕"，即抗透明带抗体使卵细胞的透明膜硬化，精子不能进入而致不孕。

正常女性成熟的卵细胞表面包了一层透明薄膜叫透明膜，是由明胶样酸性糖蛋白组成，膜上有特异性精子受体，就像招兵的旗号，在那里摇旗召唤精子前来与卵子结合；精子在受体诱惑下，拼命往上冲，第一个冲到的健壮精子与受体接触，立即用它头部（顶体）的透明脂酸酶将透明膜融化，钻进卵内，与卵子结合受精。与此同时，受精卵的透明膜立即变硬，阻止其他精子再进入。然后受精卵移行到子宫内，接触到子宫内膜，就像种子落到沃土上。那层受精卵表面的透明膜会自动溶解脱落，以助受精卵着床种植，怀孕成功。

检测抗透明带抗体的方法

检测女性体内有没有抗透明带抗体存在，最经典的方法是"间接免疫荧光法"：用完整的猪卵子作为实验靶子，如果它与女性的标本相遇，卵细胞周围呈现荧光，即为阳性，表明该女人体内有抗透明带抗体存在。

此外还有酶联免疫吸附测定法、透明带沉淀反应法、被动血凝法、放射免疫法等多种检测方法。

抗透明带抗体四招致不孕

个别女性由于感染、损伤、药物、毒素等因素作用，使得卵细胞的透明膜发生了变性，人体的免疫系统就把这变性的透明膜当成了"异己分子"（抗原），制造出大量的抗体即"抗透明带抗体"来对付损毁透明膜。这种抗体起码有四大招数致女性不孕：

第一招：毁掉透明膜上的精子受体，相当于拔掉了卵上的招兵旗号，让精子无法识别卵细胞，即使对面相逢也不相识。

第二招：促使透明膜提前硬化，任何强壮的精子也不能钻入卵内受精。

第三招：透明膜抗体干扰孕卵表面的透明膜脱落，而妨碍受精卵着床种植，即使孕卵着床，也会因为抗透明带抗体对孕卵的损伤作用而不能正常发育成胚胎，当然也就无法怀孕。

第四招：抗透明膜抗体还能窜入卵巢，封闭卵泡，阻止排卵，把卵子困死在卵泡内，久而久之会加速卵巢功能过早衰退。

抗透明带抗体免疫性不孕的治疗

由于目前诱发抗透明带抗体的大部分原因和发生机理还不十分清楚，明确针对病因的防治尚不确切，但针对自身免疫的一些措施和中医药方面的治疗仍可有一定效果。

免疫抑制疗法，与抗精子抗体的治疗类似。

ivf-et，用辅助受精技术如单精子卵母细胞内注射及辅助孵出技术等方法。

某些中药具有促进免疫功能、调节免疫平衡的作用，如菟丝子、山萸肉、山药、红花、赤芍等。

11. 高催乳素血症 影响男性生育

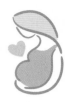

高催乳素血症是最常见的腺垂体疾病，该病以溢乳和性腺功能减退为突出表现。男性病人主要表现为性欲减退、阳痿，严重者可出现体毛脱落、睾丸萎缩、精子减少甚至无精症。

高催乳素血症对男性生育的影响

催乳素是由脑垂体前叶的嗜酸性细胞分泌的，催乳素的分泌受下丘脑分泌的两种激素所调节，一是催乳素抑制素，可以抑制催乳素的过度分泌；二是催乳素释放激素，可刺激垂体嗜酸性细胞分泌催乳素。

在正常生理状态下，催乳素抑制素控制着催乳素的分泌，男子血液中催乳素的正常浓度为0~0.84nmol/L。连续3次测定催乳素高于0.84nmol/L，即可诊断为高催乳素血症，应进一步做蝶鞍CT或磁共振成像检查，以排除是否有垂体腺瘤。患高催乳素血症时，下丘脑-垂体-睾丸轴功能降低，雄激素水平低，引起少精子症或无精子症，有的男性甚至会出现性功能障碍，比如阳痿，因而引起不育，发病率约为4%。

出现高催乳素血症的原因

泌乳素（PRL）是垂体前叶泌乳细胞分泌的多肽类蛋白。任何破坏平衡的病理、生理改变都会引起高泌乳素血症，临床上包括：

- 生理因素：睡眠、乳头刺激、性交等，都会使PRL暂时升高。
- 药物因素：主要是干扰多巴胺合成的药物或多巴胺受体阻断剂，如吩噻嗪类、胃复安、三环抗抑郁剂和单胺氧化酶抑制剂等。

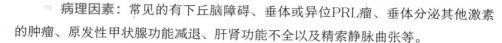

病理因素：常见的有下丘脑障碍、垂体或异位PRL瘤、垂体分泌其他激素的肿瘤、原发性甲状腺功能减退、肝肾功能不全以及精索静脉曲张等。

不明因素：有部分患者未能发现明确的致病因素，临床上称为特发性高泌乳素血症。其中部分病例可能是极小的垂体微腺瘤，也可能与吸烟或精神刺激所致的下丘脑功能紊乱有关。

高催乳素血症的治疗方法

抗催乳素药物

抗催乳素包括溴隐亭、长效溴隐亭、硫丙麦角林、卡麦角林、特麦角脲、甲麦角林、喹那角林和麦角乙脲。

化学治疗

适用于下丘脑-垂体系统非功能性肿瘤，以及药物和手术治疗无效者。目前多采用以下几种放射治疗方法：深部X线，γ，^{60}钴，α粒子和质子射线，核素^{90}钇，放射性液体金（^{198}金）垂体植入等。

手术治疗

适用于巨腺瘤出现颅内压迫症状，溴隐亭治疗无效，巨大腺瘤、嫌染细胞瘤多种垂体激素分泌者。现行的经蝶显微手术，安全、方便、易行，疗效类似于溴隐亭疗法。手术前后配伍溴隐亭可提高疗效。

手术缺点是垂体肿瘤无明显包膜、边界不清楚，手术不易彻底或损伤，引起脑脊液鼻腔瘘和术后垂体功能减退。

另外，高催乳素血症患者需要治疗原发性疾病（如垂体肿瘤、甲状腺功能减退和库欣综合征）；尽量避免不良精神刺激；减少或避免应用升高催乳素药物。

饮食中应避免乳制品。

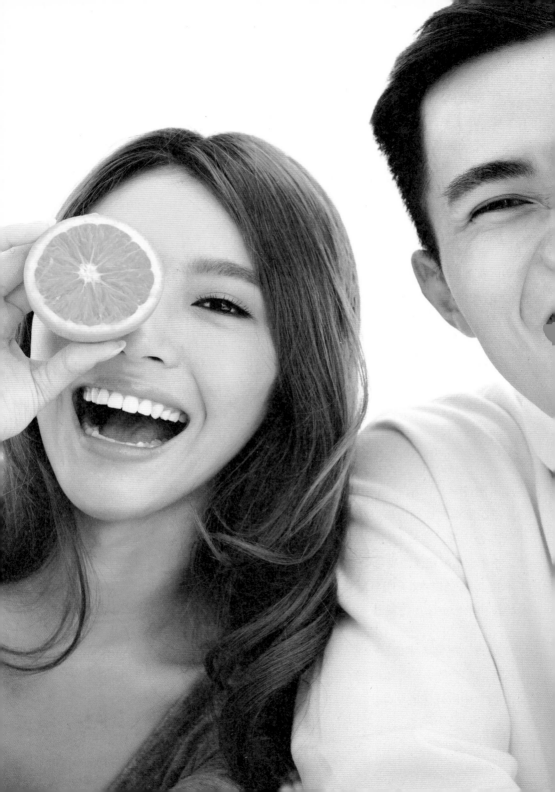

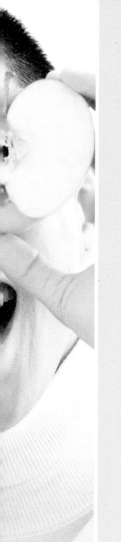

Part 06

健康的生活方式
增加孕育机会

工作太忙？压力太大？休息不好？吸烟酗酒？……这些不良的生活习惯可能就是不孕不育的罪魁祸首。改变不良的生活习惯，选择一种健康的生活方式，能最大程度地增加你成为父母的机会。从现在开始，从点滴做起，给自己妊娠创造一个良好的开端吧！

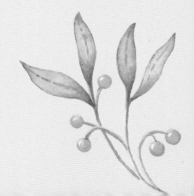

1. 养成良好的生活习惯

生活习惯与我们的身体健康状况有很大的关系，准备怀孕的夫妻更应该注意养成良好的生活习惯，只有这样才能保证有好的身体去孕育下一代。

女性篇

正常作息

现代女性肩负着家庭、工作双重负担，加班、熬夜成为家常便饭，对女性的内分泌产生了不利影响，从而导致不孕。坚持劳逸结合，才能为妊娠创造一个良好的开端。不妨放慢生活节奏，保证充足的睡眠；喜欢夜生活的女性最好在准备怀孕的前3个月结束夜生活，将身体调整到一个比较适合怀孕的状态。

戒烟酒

女性吸烟会干扰和破坏正常的卵巢功能，引起月经不调，过早绝经和不孕；过量饮酒可危及生殖系统功能，导致内分泌紊乱，酒精也会妨碍女性卵子的发育和成熟，长期嗜酒成癖还使不孕不育和畸形婴儿的概率增加。准备怀孕的夫妻，请务必在计划妊娠前的6个月至1年，停止大量饮酒或酗酒。

不要盲目节食减肥

不恰当的节食方式容易导致下丘脑摄食中枢和饱食中枢发生功能紊乱，引起体重减轻，进而导致促黄体生成素和卵泡生成素、雌激素及孕激素等也减少，造成月经周期紊乱、月经量减少的症状，形成排卵障碍，引发所谓的饮食性闭经。

谨慎使用清洁用品

大多数清洁用品，如家具上光剂、擦洗粉和玻璃擦拭剂等都是安全的，但要注意正确的使用方法，如果有条件，最好买一些毒性较小的清洁用品。在洗衣过程中少接触那些洗衣溶剂，并注意通风晾晒，避免一些化学成分给人体带来危害。

尽量避免饲养小动物

小宠物到处乱跑，嘴巴、爪子、皮毛经常沾满各种细菌、病毒、弓形体等致病微生物。若人与动物吃住不分，很容易传染上疾病。如果非要饲养小动物，那么丈夫要承担饲养责任，喂熟食或成品猫粮狗，不让它们在外捕食。怀孕前及怀孕期间的女性要尽量避免接触宠物及其粪便。

保持身心健康

当女性身心处于不健康的状态时，卵子发生染色体变异的概率就会增高，不仅会影响到受孕，还会导致将来流产的可能性增大。

调理好生殖系统的坏境

一旦月经出现异常，如月经量异常、月经颜色发黑、带血块、白带过多、夜尿多等症状时，应积极到医院检查治疗，调理好了再考虑怀孕。

谨慎用药

孕前3~6个月夫妻双方都要避免使用吗啡、氯丙嗪、解热止痛药、环丙沙星、酮康唑、红霉素、利福平等药物，以免影响卵子的质量。如果长期使用药物避孕工具和口服避孕药物，应在停药后6个月再怀孕。

影响女性生殖细胞的药物有激素类药物、某些抗生素、止吐药、抗癌药、安眠药等，都会对生殖细胞产生一定程度的影响。有长期服药史的女性一定要咨询医生，这样才能确定安全受孕时间。

在计划怀孕期内需要自行服药的女性，一定要避免服用药物标识上有"孕妇禁服"字样的药物。

男性篇

想要健康科学的怀孕，男性在孕前也需要注意自身的保健和调节，这样才能真正做到优生优育。

保持乐观心态

情绪因素对男性性功能影响显著，在对抑郁者进行干预后调查发现，其受孕能力由29.9%提高到45.5%。因此，保持良好的情绪，树立乐观的态度，抛弃压力，轻松生活，对男性提升生育能力很有帮助。

远离不良的生活习惯与环境

精子是受孕的关键因素，所以孕前男性一定要注意保证精子质量。避免接触装修材料和重金属等有放射线和对身体有害的物质，同时应避免抽烟、饮酒、熬夜等生活习惯，提升男性精子质量。

加强体育锻炼

男性各项功能正常的基础是有一个强健的体魄，适当坚持体育锻炼，强身壮体，既可增强免疫力，又能在运动中放松疲惫和焦虑的心情。

增加营养物质

精子生成与饮食的营养水平密切相关。要保持营养均衡，可常吃海参、芝麻、花生仁、核桃、生菜等食物。

控制合理的体重

体重超标的男性，精子的密度往往比较低，而体重偏轻的男性精子密度更低，所以控制标准体重有助于提高生育能力。在备孕的时候最好控制合理的体重。

晒太阳提高生育力

阳光下合成的维生素D能激发男性精子的活力，维生素D在精液的产生中起着关键的作用，所以晒太阳可以提高男女的生育能力。一般春夏两个季节，一天15分钟的日光浴就可以使体内产生足够的维生素D。

保证睡觉时间

晚上休息的时间不要晚于12点半，睡觉时间不应少于7个小时。因为这个时段是睾丸激素分泌最佳时间，其分泌高峰期为凌晨的4~6点。

补充微量元素锌

如果缺乏锌元素，会使精子运动发生异常，所以补充锌可以提高精子质量，帮助提高生育能力。

限制开车时间

一天的开车时间不应多于2小时，因为座位的轻微震荡可能影响雄性激素的分泌。如果长时间堵车，久坐会让男性生殖器局部升温，影响睾丸健康。

少烟酒

经常吸烟、酗酒的男性，精子数量比不吸烟喝酒的男性低17%左右，精子活力也降低，畸形率明显增加，异常受精卵会影响顺利着床和胚胎发育，出现流产。

每周吃一次海产品

尤其是贝类产品，有助于男性性健康，如果一周内能吃上150~200克贝类产品，雄性激素便会得到补充。

关注血管健康

只有血管足够健康，才能保证血液流入阴茎，保证勃起不受到影响。

谨慎用药

很多药物都会影响到精子的生存质量，甚至会引起精子的畸形。当含有药物的精液进入女性体内，经过阴道黏膜吸收后可进入女性血液循环，从而影响受精卵，产生低体重儿及畸形儿。

2.膳食平衡为优生 打下物质基础

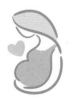

　　夫妻如果准备怀孕，就要提前做好身体上的准备，根据家庭、季节等情况，有选择地科学安排好一日三餐，多吃一些富含动物蛋白质、矿物质和维生素的食品。经过一段时间的健体养神，双方体内储存了充分的营养，身体健康，精力充沛，并且能提供健康优良的精子和卵子，为优生打下坚实的物质基础。

合理搭配，平衡膳食

保证脂肪的供给

脂肪是机体热能的主要来源，其所含必需脂肪酸是构成机体细胞组织不可缺少的物质，增加优质脂肪的摄入对怀孕有益。

但是，如果是肥胖的准妈妈们，最好减肥后再开始受孕，这样妈妈健康，胎宝宝也健康。

保证热能的充足供给

最好在每天供给正常成人需要的9200千焦的基础上，再加上1675千焦，以供给性生活的消耗，同时为受孕积蓄一部分能量，这样才能使"精强卵壮"，为受孕和优生创造必要条件。

保证充足优质蛋白质的供给

男女双方应每天在饮食中摄取优质蛋白质40~60克，保证受精卵的正常发育。

但是注意不要过补蜂王浆等补品。一般而言，正常人体内的激素本来是十分协调的，但是许多补品却有激素的作用，如蜂王浆这种高蛋白质的补品，食用过多反而会引起机体激素失调，导致女性体内内分泌紊乱，影响正常排卵。

避免食品污染

现在的食物可能都不同程度地受到农药、金属、霉菌毒素以及放射性元素等有害物的污染，从而对身体健康产生严重危害。因此，在日常生活中要重视饮食卫生，防止食物污染。

◎尽量选用新鲜天然食品，避免服用含食品添加剂、色素、防腐剂物质的食品。

◎应吃新鲜并经过充分清洗的蔬菜和水果，水果应去皮后再食用，以避免农药污染。

◎尽量饮用白开水，避免饮用各种咖啡、饮料、果汁等饮品。

◎在家庭炊具中应尽量使用铁锅或不锈钢炊具，避免使用铝制品及彩色搪瓷制品，以防止铝元素、铅元素等有害物质损害人体的健康。

充足的无机盐和微量元素

钙质、铁、锌、铜等构成骨骼、制造血液、提高智力，维持体内代谢的平衡。最后是供给适量的维生素，能够有助于精子、卵子及受精卵的发育与成长。但是过量的维生素，如脂溶性维生素也会对身体有害，因此建议男女双方多从食物中摄取，慎重补充维生素制剂。

具体地说，建议夫妻双方每天摄入畜肉150~200克、鸡蛋1~2个、豆制品50~150克、蔬菜500克、水果100~150克、主食400~600克、植物油40~50毫升、硬果类食物20~50克、牛奶500毫升。

适量补充营养素

一般情况下，在计划怀孕前的3个月至半年就应做到膳食平衡，从而保证摄入营养的均衡。而适量的蛋白质、脂肪、糖类、维生素、矿物质等营养素，是胎儿生长发育的物质基础。

3. 多吃助孕食物

　　饮食营养是身体健康、生殖功能正常的基础。良好的饮食习惯、均衡全面的饮食营养，能够为精子和卵子提供最佳的"动力"，使它们正常发育、成功结合。在日常生活中，有些食物虽然看似普通，但是只要食之有道，它们就是助孕的优质食物。

为女性助孕的食物

牛奶——优质蛋白质的实力担当

　　备孕妈妈们要想顺利怀孕和生下健康的宝宝，就要多补充优质蛋白质，多喝牛奶。但要注意，牛奶中不宜添加果汁等酸性饮料，也不适宜长时间高温蒸煮，以防止营养价值降低。

酸奶——调节菌群的小能手

　　长期食用酸奶，可以将阴道内的菌群调节到一个正常的状态。但要注意，每天食用250克左右比较适合。另外，食用酸奶的最佳时间应该是饭后1小时。喝完酸奶要及时刷牙。

维生素A——有助于母婴健康

　　维生素A能够促进细胞生长、发育及骨骼强壮，与孕后孩子的发育有着密切的联系；还有助于维持免疫细胞正常，加强对传染病的抵抗力，有助于给备孕妈妈维持一个健康的身体。

豆浆——女性不可或缺的好伙伴

　　豆浆含有大豆异黄激素，大豆异黄激素的结构与人体雌激素十分相似，所以可以双向地调节人体的雌激素，使女性体内的雌激素维持在一个正常的水平，从而促使内分泌功能正常。

为男性助孕的食物

蜂蜜——富含天然的雄性激素

花粉经过蜜蜂的酶作用后，含有大量的植物雄性激素，这种激素与人的垂体激素相似，有明显的活跃男性性腺的生物特征。营养分析表明，天然蜂蜜中大约含有35%的葡萄糖和40%的果糖，这两种糖都可以不经过消化作用而直接被人体所吸收利用，对精液的形成十分有益。

韭菜——男性的天然"伟哥"

韭菜可以祛寒、滋阴和壮阳，对男子遗尿、早泄、遗精、阳痿等症均有改善的功效，所以韭菜又有"壮阳草"之名。不过韭菜的粗纤维较多，不易消化吸收。因此不宜过量食用。

海产品——富含好孕活力素

海产品中富含精氨酸，这是精子形成的必要成分，还含有丰富的矿物质和微量元素。备孕男性可以多食用以下这些海产品。

海参：有壮阳、益气等功效，对肾虚引起的性功能减退有益处。

海藻：海藻类的食物，如海带、紫菜等，有利于补充碘和助孕。

金枪鱼：具有降低血压等功效，还能补虚壮阳，可以提高性功能。

番茄——男性生育力的救星

番茄红素可以增加不育症男性的精子数量，提高精子的活力。在含有番茄红素的众多食物中，西红柿番茄红素的含量颇丰。与生番茄相比，加工后的番茄制品（如番茄汁、番茄酱、番茄汤）中的番茄红素更易被人体吸收。多食用烹饪过的番茄有助于提高男性生育力，降低不育风险。

需注意的是，未成熟的番茄不要食用，否则会出现恶心、呕吐、胃痛等不适症状。另外，番茄不能与抗凝血的药物，如肝素等一起食用，否则会削减药效，不利于对疾病的治疗。

对男女生育都有益的食物

叶酸——备孕夫妻必需的营养素

叶酸属于B族维生素，是细胞分裂生长及蛋白质合成不可缺少的物质，也是胎宝宝生长发育必需的营养素之一。如果孕妈妈缺乏叶酸，很有可能导致胎宝宝神经管畸形，增加眼、口唇、心血管、肾、骨骼等器官畸形的概率。男性体内缺乏叶酸时，精液浓度会降低，精子活动能力减弱，从而导致受孕困难。

为了顺利地怀上健康的胎宝宝，建议备孕夫妻在孕前每天服用叶酸，备孕妈妈怀孕后3个月内也需要继续服用。

维生素E——可增强生殖功能

维生素E又称生育酚，可以促进垂体性腺激素的分泌。因此，备孕男性服用维生素E能够促进精子的生成和活动，增加精子产生的数量；备孕女性服用则能增强卵巢功能，提高生育能力，并增强孕酮的作用，可有效地防治习惯性、先兆性流产及不育症等。充足的维生素E还能稳定细胞膜和细胞内脂部分，对预防新生儿溶血、贫血也有帮助。

很多食物含有丰富的维生素E，如蔬果、坚果、瘦肉、乳类、蛋类等。大豆、小麦胚芽、鱼肝油也都含有一定量的维生素E，而含量最丰富的是小麦胚芽。

需要留意的是，维生素E在人体内储存的时间较短，建议每天摄取不超过300毫升。

👣 不宜食用的食物

辛辣食物

　　辣椒、花椒、胡椒等具有较强的刺激性，过量食用容易引起肠胃不适、消化不良和便秘等症状。另外，辛辣的食物大多数都属于温热性质，若备孕女性过多食用这些食物，则容易引起口腔溃疡、咽喉肿痛等不适。

含咖啡因的饮品

　　咖啡中含有大量的咖啡因，经常饮用有可能导致流产、早产、死胎及低体重儿等。

　　喝茶有益健康，但近来茶叶中农药含量严重超标，而且浓茶中也同样含有一定量的咖啡因，对胎宝宝健康不利。

　　碳酸饮料能刺激人的味蕾，但是碳酸饮料中含有咖啡因，备孕女性应该选择其他更有利于助孕的饮品来代替。

生冷的食物

　　过多食用寒凉的食物，不仅刺激肠胃，更会耗损人体阳气，使寒邪入侵子宫，导致"宫寒"。"宫寒"是许多妇科病的根源，更有可能引发不孕。因此在食用寒凉食物时，可以喝一杯姜茶，以化解寒凉食物的寒气，减少对子宫的伤害。

4. 远离咖啡和烟酒

　　时髦的女郎坐在窗边一边喝着咖啡，一边望着窗外的风和云，眼神中透着永恒的期待……这样的美丽与淡然令很多女性羡慕，让很多男性为之倾倒。

　　"看上去很美""喝起来很酷"的咖啡，还有让人觉得"洒脱"或"豪放"的香烟或美酒，享用的人常常会沉迷其中而不能自拔。不过，这些让人或飘飘欲仙或沉醉的物品却是优质宝宝的天敌，备孕夫妻一定要注意远离咖啡、烟酒。

咖啡：降低女性受孕概率

　　咖啡中含有大量的咖啡因，可使备孕女性体内的雌激素水平下降，从而影响卵巢的排卵功能，降低备孕女性受孕的概率。调查显示，平均每天喝咖啡超过3杯的年轻女性，其受孕概率要比不喝咖啡的女性低27%；每天喝2杯咖啡的女性，其受孕概率比不喝咖啡的女性低10%左右。

　　因此，建议备孕女性在准备要宝宝后，停止饮用咖啡和其他含咖啡因的饮料，并避免吃含有咖啡因的食品。一般来说，备孕女性每日的咖啡因摄入量最好不要超过60毫克。

香烟：孕育优质宝宝的"杀手"

　　计划要个优质宝宝的备孕夫妻一定要注意香烟这个"隐形杀手"，建议在怀孕前至少6个月开始戒烟。香烟有下列危害：

　　香烟中的尼古丁可以导致备孕女性的胎盘血管和子宫血管收缩，对精子着床极为不利。

　　香烟在燃烧过程中所产生的有害物质可以导致细胞突变，并会损害到生殖细胞，卵子和精子在遗传因子方面的突变会导致胎儿智力低下或畸形。

　　不吸烟的备孕女性与吸烟的丈夫在一起也会受到影响。

切莫贪恋杯中之物

古语道"酒后不入室"，意思是说醉酒之后不能同房。之所以这么说，是因为酒后同房怀孕所生下的宝宝易出现畸形或智力障碍。无论饮酒的是男性还是女性，这种危害都是存在的。

➤ **男性酗酒对宝宝的影响**：备孕男性酗酒后和妻子同房致妻子怀孕，会增加生出低能儿、畸形儿的概率。

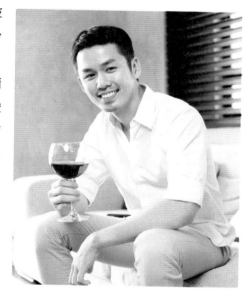

酒的主要成分是酒精（乙醇），被胃肠吸收后进入血液运行至全身，除少量从汗液、尿液及呼出气中排出体外，大部分在肝脏内分解和代谢。肝脏把酒精（乙醇）转化为乙醛，进而变成醋酸利用，但这种功能有限。随着饮酒量增加，酒精（乙醇）在体内达到一定浓度，可以导致精子的遗传基因突变，会给生殖细胞造成毒害。备孕男性酗酒会使20％左右的精子发育不全或者游动能力过差，这种精子如果和卵子相遇形成受精卵，会造成胎儿发育迟缓，出生后智力低下，甚至造成智障。

➤ **女性酗酒对宝宝的影响**：备孕女性喝酒对胎儿的不良影响更大、更直接。受孕前1周左右，女性饮酒会对其将孕育的胎儿造成难以弥补的损害。有饮酒习惯的女性，即使在受孕前7周停止饮酒，也会对胚胎有一定的损害。因此，为了下一代健康，女性受孕前最好能戒酒1年以上，以免让日后所孕育的胎儿遭受酒精（乙醇）的摧残。

5.注意保暖，避免体寒

体寒就是整体或身体的一部分感到寒冷，并因此而感觉痛苦与不快的状态。现代女性半数以上都会有体寒的症状，如果包括对体寒不自觉的"隐藏性体寒"的话，现代女性七八成都有体寒症状。

明代中医张景岳说过："天之大宝，只此一丸红日；人之大宝，只此一息真阳。"我们身体的器官、组织、细胞的功能都要以正常的体温为基础来维持，这就需要暖，而暖来自人体的阳气，是它维护了生命的暖意。

体寒钟情哪些人

- **母体带来的体寒**：比如膝关节受凉，走路多之后疼痛酸痛等。
- **常吃寒性食物**：香蕉、冷饮、冰淇淋、海鲜等。
- **经常不运动**：尤其白领经常坐在办公室里，手脚冰凉。
- **衣服不够保暖**：很多女性为了美，大冬天穿裙子或者只穿一条单裤，年龄大一些的就会腿疼，造成轻度体寒，时间久了就会加重。
- **长期呆在空调房**：夏天要出汗，如果长期处在不出汗的空调房里，血液里就会出现很多出不来的垃圾，影响血液的循环，垃圾过多就会生病。
- **压力过大**：长期紧张、压力会造成手脚冰凉，血液循环不好，形成体寒。

体寒较难怀孕

- 身体冷是一切麻烦的根源。体冷女性血行不畅，容易手脚冰凉，影响月经和生育。比如痛经，不仅影响正常生活，而且还可能引发其他疾病，如不孕症等。
- 我们的生殖系统是最怕冷的，子宫受寒、血液循环不畅，会使得寒气和湿气长期驻留在子宫里，久而久之，子宫的功能受到影响；子宫寒冷也没有办法为胎儿提供一个最佳的温床。

怎么判断你是否体寒

- 冬天的时候手脚冰凉。
- 夏天容易乏力，吹空调会感觉身体不适。
- 非常怕冷，不能抵御地铁里的冷风。
- 眼角周围起斑，有时明显有时淡。
- 夏天吃凉的食物感到不舒服。
- 在室内需要穿袜子。
- 指甲上的健康圈少于4个。

女人要暖养，坚决不做冷美人

女人要随时注意保暖，不要喝太冰的东西，多喝热饮，天凉适当加衣。

- **补气血。**坚持运动、食疗、泡温泉、按摩等，可以使四肢温暖、面色红润。
- **有氧运动。**慢跑、快步走、跳绳、打太极拳等，都会让全身各个部位活动起来，促进血液循环。
- **穿棉袜。**纯棉袜子柔软舒适，可吸收脚汗，让双脚保持干爽舒适。
- **充足睡眠。**每天至少要保证6个小时的睡眠时间，有利于储藏阳气。
- **按摩手脚心。**可以改善末端血管的微循环状况，并具有手脚温暖的效果。
- **温水洗澡。**即使是夏季，女性也应坚持温水洗澡，既可以保持身体的清洁和干爽，又能促进盆腔周围的血液流通，加快新陈代谢、驱寒通经络。
- **每天泡脚。**在较深的盆中加入40℃左右的热水，让水漫过脚踝，浸泡20分钟左右，会感觉全身发热。如果在泡脚的同时再揉搓双脚，效果会更好。
- **经期保暖更重要。**月经期间注意保暖，多穿衣物，切记不要用凉水洗头，因为经期凉水洗头会让身体严重受风，还可能会引起头疼的毛病。

6. 过瘦女性要适量增肥

　　准备怀孕的女性朋友如果太瘦，营养跟不上，脂肪量不够，很容易出现内分泌紊乱、雌激素水平低下等情况，子宫内膜就像一片贫瘠的土壤，受精卵很难着床，就不容易受孕。有数据表明，6%的不孕症患者的病因就是体重过轻。

太瘦了，"土壤"贫瘠不易怀孕

　　女性要维持正常的月经、怀孕和哺乳等生理功能，体内的脂肪含量必须达到体重的22%以上。因为女性每次月经都要消耗一定的脂肪量，如果太瘦、脂肪过度减少，会造成月经周期不规律、不排卵或闭经，影响受孕。

　　另外，怀孕是个力气活。孕妈妈过瘦很容易发生贫血、缺钙等营养不良的情况，自己营养都不够，怎么能补充胎儿呢？势必会造成胎儿发育不良，胎儿在子宫内发育迟缓的可能性也比较高，流产、早产的几率也高于正常孕妈妈。

怎么衡量是否过瘦

　　因为每个人的体型不一样，体重、身高不同，所以最适宜怀孕的体重没有准确的数字。不过可以根据体重指数（BMI）来计算自己的理想孕育体重。

　　BMI指数（即身体质量指数，又称体重指数，英文为Body Mass Index，简称BMI），是用体重kg数除以身高米数平方得出的数字，是目前国际上常用的衡量人体胖瘦程度以及是否健康的一个标准。

　　BMI=体重（kg）/身高（m）的平方。

BMI	<18	18~24	>24
标准	过轻	正常	过重

太瘦，增肥是备孕的必修课

增肥并不是简单的多吃少动，吃了睡，睡醒吃，养一堆松松垮垮的肥肉，而是要准备一个更健康、更优越的孕育环境，迎接宝宝的到来。所以，健康科学地增肥才是关键。体重低于正常标准的女性，计划怀孕前可以制定一个科学的增肥计划：合理饮食，适量运动，保持良好的生活习惯，记录成果，做到高效、科学增重。

⬭ 保证营养：多进食富含营养的食物，以易消化、高蛋白、高热量为原则，用循序渐进的方式逐步提高各种营养物质的摄入，避免吃刺激性强、易产气、粗纤维太多的食物，这类食物易令人产生饱腹感，从而减少食物的摄入量。

⬭ 少食多餐：平时饮食少食多餐，把三餐的量多分开几次，减轻每一次进食的负担，又保持总量不少，满足身体的营养需要。每餐七成饱，因为消瘦的人大多肠胃功能较弱，一餐吃得太多往往不能有效吸收，反而会增加肠胃负担，引起消化不良。

⬭ 保持充足睡眠：睡眠若充足，胃口就比较好，有利于对食物的消化和吸收。临睡前不妨喝一杯牛奶，促进睡眠；上床后缓缓地做几下深呼吸，使脑部纷乱活跃的思维逐渐转为平静；睡前洗个热水澡或用热水泡脚，也有助于顺利地进入梦乡。

⬭ 适当运动：每天抽出一定时间锻炼，有利于改善食欲，对重塑身材也大有益处。运动方式上，不妨选用慢跑、打乒乓球、游泳、俯卧撑等小运动体育项目。

⬭ 心情开朗：工作生活中的紧张和压力，会使人愈加消瘦。相反愉快的心理状态、和谐的人际关系则有助于增肥。

最后，要记得把你每天的进食情况、运动情形、情绪变化及体重变化做一下记录，及时了解增肥计划的执行情况，分析增肥效果，并做出一些随机调整，争取早日把苗条的身材变得丰满一些，用最佳、最优越的身体状态去迎接宝宝的来临。

7. 过胖女性要适度减肥

女性过胖或者过瘦都会影响体内的分泌功能，不利受孕，对妈妈产后的恢复也不利。对于过胖的女性来说，调整生活方式，适度的减肥不仅仅是为了生下健康的宝宝，也为了自己以后更健康。

太胖了，孕育环境风险多

太胖的话排卵容易不正常，除了卵子数量会减少，卵子发育成熟还会缓慢，也不容易在子宫内膜上着床。肥胖还会导致女性雌激素水平降低，雄激素水平升高，不容易受孕。有研究发现，腰围/臀围的比值每增加0.1，受孕的机会就会减少30%。

孕前太胖，就算怀孕了也会出现各种风险。比如容易出现巨大儿，剖宫产的概率也会升高，同时孕妈妈也容易出现妊娠糖尿病、充血性心衰等问题。分娩后体重下降较正常体重妈妈也难，很容易变成易胖体质，肥胖很可能要陪你一辈子。

孕妈妈脂肪过多还会影响下一代的长期健康，会增加下一代得代谢紊乱综合征的风险，还会影响到下一代的生育能力。所以说，过高脂肪带来的危害不是几年，而是至少几十年；不是一代人的生育能力受影响，而是至少两代人的生育能力都要受影响。

太胖，减肥是备孕的首要任务

为了自己和未来宝宝的健康，超重的备孕女性一定要坚持规律的饮食和合理的体育锻炼，调节身体的重量。至少在计划怀孕前6个月开始，就要准备好一个周密的减肥计划，包括饮食和运动两方面内容，并严格执行。

合理的饮食习惯

体重过重的备孕女性，如果实在找不到方法，可以请教专业的营养医师制订合理的食谱，控制热量摄取，少吃油腻及甜腻食品，多吃健康的蔬菜和水果，但切忌盲目节食减肥，这样对身体的损害会很大，也会给健康受孕带来不良影响。

◎多吃水果和蔬菜，减少高脂肪、含大量淀粉和糖类食物的摄入。

◎零食的热量一般比较高，少吃零食。

◎不暴饮暴食，控制每天的进食量，每餐都要控制量。

◎睡前2小时内不吃东西，养成规律的进食习惯。

◎在减少吃高热量食物的同时，保证蛋白质、维生素和各种矿物质的摄入量。

◎可以让家人进行配合和监督。

合理的运动锻炼

无论是体重过高还是体重过低，在计划怀孕前的一段时间内，若能进行适宜而有规律的体育锻炼与运动，不仅可以促进体内激素的合理调配，确保受孕时女性体内激素的平衡，受精卵的顺利着床，避免怀孕早期发生流产；而且可以促进孕妇体内胎儿的发育，还可减轻孕妇分娩时的难度和痛苦。

运动锻炼以中等或低等强度运动为合适，因为肌体氧耗增加，运动后数小时氧耗量仍比安静时大，而且比剧烈运动容易坚持，如快步走、慢跑、打羽毛球、打乒乓球、跳舞、游泳等。

8. 规律运动，提高孕力

　　怀孕前适当锻炼，可以增强母体体质，同时促进肌体代谢，具有协调和完善全身各系统功能的作用，可以提高怀孕概率。另外，还能提高性机能，为受精卵提供优质的卵细胞。运动过程中，由于神经系统和垂体功能的调节，各类性激素分泌增加，使得卵巢、子宫、乳房等性器官的功能发生一系列变化，为胚胎组织的生长和生育提供良好基础。

能提高孕力的运动项目

慢跑

慢跑的主要功效和走路其实是一样的，但是强度要大于走路，更能够有效地增加腿部的肌肉耐力。

要注意的是鞋子的选择，一定要选专门跑步的鞋子，而不是所谓时装运动鞋之类。因为专门的跑鞋有很好的减震功能，可有效降低腿部关节在慢跑中所要承受的压力。

普拉提

普拉提是适合任何年龄段女性进行的运动方式，特别是那些缺少运动、长时间与电脑打交道的朝九晚五的上班族。另外，普拉提对腰腹的锻炼作用非常明显，而塑造好结实的腰腹肌肉组群对女性日后的怀孕和生产都十分重要。在怀孕前练习普拉提的女性，自然分娩率明显提高。

瑜伽

瑜伽的重点在身心的平衡，进行瑜伽的练习可以消除浮躁紧张的情绪。练习瑜伽还可以增强肌肉的张力，增强身体的平衡感，提高整个肌肉组织的柔韧度和灵活度，同时刺激控制荷尔蒙分泌的腺体，加速血液循环。另外，练习瑜伽的过程就是对内部器官的按摩过程，同样是一种对女性孕力非常有益的运动方式。

游泳

游泳是一种全身均衡的运动，身体的各部分都能锻炼到。在水中的时候因为有浮力反作用于重力，所以整个身体和情绪都很放松，运动伤害的概率会很小。其次，游泳时水的温度一般低于我们的体温，所以需要花更多的热量去维持体温，这就意味着在同样时间同样强度的运动中游泳会消耗更多的热量。

并且游泳是一个对协调性要求很高的运动，而女性在分娩过程中同样也需要协调身体各部分肌肉的能力，才能顺利生产。因此几种不同泳姿的变换，持之以恒的锻炼方式，都能最大限度地增加身体的协调性。

走路

走路作为一种运动方式，对孕力的保持和提高非常有益。走路不仅能提高孕力，还可以增强心肺功能，加速血液循环。另外，因为走路不是很激烈的运动，所以受伤的机会也很小，非常适合女性。这是一个最简单却很有效果的方法，人人都能做到。

你可以利用琐碎的时间走路，例如饭后散步、走路上班、走路买菜……可以随身携带一个小型的计步器，每天超过5000步就好，若能达到10000步更好。

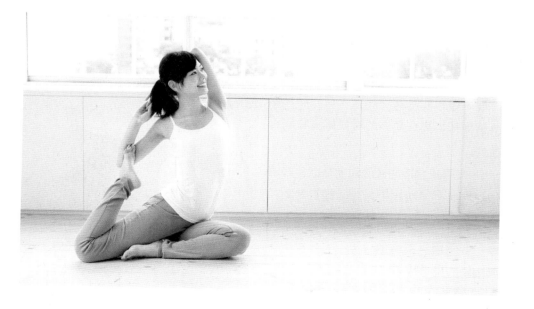

9. 放松心态，轻松备孕

　　面对备孕，通常都是越放松越容易成功，着急和焦虑往往会直接影响到内分泌水平。备孕夫妻需放松心态，要维持正常的生活、工作和休闲，这既有利于放松生活状态，也有利于维持良好的备孕的轻松心情。

　　● **不要压抑消极情绪，及时发泄：**我们除了感受快乐、信任等积极情绪，也要承受生气、忧愁等消极感觉，尤其女性，角色很多，压力很大，当感觉到不好的情绪时，要设法发泄出去。

　　● **整理生活环境：**一个整洁、精简、有序的空间会带给你清晰、清醒的思绪。所以不要总在房间里呆坐着，勤劳一些随手整理、简化并安排好你的家庭和你的生活，使他们也处于一个更轻松的环境中，而自己的心情也会随之愉悦起来。

　　● **做你真正喜欢做的事：**心中烦恼时，可以睡觉、唱歌、跳舞、购物、运动、打球……你可以留意一下，自己什么时候压力较大，什么时间又心情舒畅。如果你发现在购物的时候没有压力的话，那么你就可以用购物来替代烦闷时的事情；如果发现和家人在一起可以心情舒畅，那在烦恼的时候就多和家人相处。

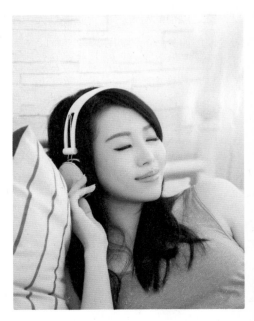

　　● **寻找合适的交流对象：**女人在情绪低落时，不妨找个合适的倾诉对象，与年龄相仿的朋友或者知己谈一谈，把心中的苦闷发泄出来，第二天又是个阳光灿烂的日子！

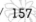

- 预留一个人的时光：要做的事情再多，依然可以为心灵辟出这样的时间。如果有10分钟，就走下楼，仰头看看树叶间漏下的阳光；如果有5分钟，就泡一杯香茶，闭上眼睛去嗅嗅清雅；如果只有1分钟，就将视线从电脑屏幕移开，让心灵卸下沉重的外衣。在这短暂而安静的欢愉中，让心深深呼吸。

摒弃三种不良心理

摒弃求子心切的焦急心理

许多女性朋友备孕时害怕不能正常受孕，使心理压力增大，导致过度焦虑。而焦虑心理会影响体内激素水平，导致身体机能发生不正常的变化，反而不利于正常受孕。

▶ 如何改变现况

调节情绪，如参加一些比较舒缓的瑜伽课程，通过运动调节心情；或是找时间外出旅游，借以让心情真正平静下来。

摒弃讳疾忌医的心理

女性朋友长时间备孕却一直没传来好消息，虽说心里满是疑问却不敢去看医生，理由是不孕不育羞于启齿。一味地讳疾忌医，逃避看医生，很容易形成不孕心理障碍症。

▶ 如何改变现况

久备不孕时夫妻两人一定要端正心态积极就医，如果只是心理障碍，通过调节情绪，很快便可怀上宝宝。

摒弃长期不孕的紧张心理

长时间没要上宝宝，有些女性开始怀疑自己得了不孕症，使心情处于极度紧张状态，殊不知精神过度紧张会诱发心理障碍，导致内分泌功能紊乱、排卵障碍，形成越想怀孕越难以怀孕的局面。

▶ 如何改变现况

可进行心理暗示，提醒自己"不孕"只是暂时现象。即便长时间不孕，你应该做的也不是自己怀疑自己，而是到医院做一个全面系统的检查，确诊究竟是因生理上还是心理障碍导致的不孕，请医生对症治疗。

10. 预测排卵期的方法

备孕女性在排卵期当天及前3天，同房受孕率较高，而在排卵当天，受孕率最高。为了更加顺利地受孕，备孕女性应该在孕前了解自己的排卵期，做好合理的受孕计划。下面，就一起来看看以下几种预测排卵期的方法吧！

排卵检测试纸法

取得晨尿，按试纸使用说明将试纸浸入尿液中，若体内黄体生成素含量将达到峰值（也就是排卵期），则试纸的颜色会发生改变，表示备孕女性即将排卵。

月经周期推算法

排卵期的前5天和后4天，以及排卵日共10天的时间称为排卵期。例如，若备孕女性下次月经来潮日为当月的28日，则该月的14日为该女性的排卵日，加上排卵期的前5天和后4天，即9~18日为该女性的排卵期。

基础体温测定法

准备一个电子体温计，每晚临睡前将体温计放在枕边易取之处，第二天早上睡醒后，在不说话和未做任何活动的情况下，静躺5分钟后，将体温计放于舌下或腋下，5分钟后取出，将得到的结果记录在基础体温记录单上。将一个月经周期每天的基础体温连接成线，基础体温从低转高的时间就是排卵时间。

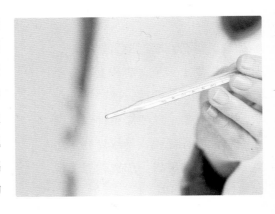

宫颈黏液观察法

不易受孕型宫颈黏液

月经干净后会有少量黏液，这时外阴部呈干燥状而无明显湿润感，这种情况可持续3天左右。

极易受孕型宫颈黏液

随着排卵期的临近，黏液变得越来越清澈、越来越稀薄，黏液量也日益增多，有滑溜感，且拉丝度极好，这是极易受孕型宫颈黏液。

易受孕型宫颈黏液

月经周期中的第9~10天以后，女性会感觉阴部分泌物逐渐增多，且分泌物由乳白色黏液逐步转变成透明丝状黏液，上洗手间时会有长条状分泌物垂下，似丝线状，同时外阴部有明显湿润感。这预示着排卵期将至。

排卵信号观察法

排卵期腹痛

一些女性因痛感神经十分敏感，会在排卵时感到下腹部尤其是侧面隐隐作痛，这被称为"排卵痛"。

排卵期出血

一些女性会在两次月经中间出现阴道少量出血的情况，这种情况一般会持续半天或几天，有时候还会伴有轻微的腹痛或腰痛。

白带拉丝

在排卵前2~3天，备孕女性的阴道会变得越来越湿润，白带明显增多，且像鸡蛋清一样清澈透明，还可以拉出很长的丝，这种情况会持续3~5天的时间。当出现这种现象时，也表示备孕女性正处于受孕黄金期。

11. 受孕时间很重要

　　每一对夫妻都想拥有优质宝宝，不希望自己的宝宝输在起跑线上。其实，选择最佳的受孕时间也很重要。

在最佳生育年龄生育

　　备孕夫妻应注意双方的年龄对生育的影响。要知道，备孕夫妻在最佳生育年龄更易生出聪明健康的宝宝。

备孕女性的最佳生育年龄

　　女性的最佳生育年龄为24~30岁。这个年龄段的女性全身发育已经完全成熟，精力最为旺盛，卵巢功能最活跃，排出的卵子质量相对较高。另外，处在这个年龄段的女性也有了一定的生活经验，其体力和精力是一生中最为充沛的时期，能够较好地抚养宝宝。

备孕男性的最佳生育年龄

　　研究证明，男性年龄在27~35岁时精子质量最好，而且这一年龄段的男性心智较为成熟，能够更好地照顾妻子、养育宝宝。

　　35岁之后，备孕男性体内的雄激素开始衰减；超过40岁生育，胎儿发生染色体异常的概率明显增加；如果超过55岁，胎儿发生先天性愚型的概率比年轻的男性的要高出两倍。

最佳生育年龄组合

　　备孕夫妻双方都处于最佳生育年龄，且丈夫比妻子年龄大7岁乃是最佳生育年龄组合。这个年龄组合身体状况好，生命力旺盛，可以给胎儿提供一个良好的孕育环境，对胎儿的成长和发育更好。

避开五个"灰色受孕期"

身心欠佳时避免受孕

备孕夫妻在身体疲劳、心情欠佳时同房受孕，会影响精子或卵子的质量，不利于形成优质的受精卵，还会对受精卵的着床、生长造成不利影响，严重的话还会造成流产。

人体生理节律低潮期，避免受孕

在受孕过程中，如果备孕夫妻双方都处于生理节律低潮期，生出体弱、智力有问题的宝宝的概率较高。

一般来说，备孕女性的生理节律低潮期是在来月经的前一周。对于备孕男性而言，生理节律的低潮期通常也是以30天或45天左右的时间为一个周期，平时细心观察，看看自己在哪几天较易发脾气。

新婚蜜月期不宜受孕

新婚前后，夫妻双方为了操办婚事而奔走劳累，会消耗大量的体力和精力，使精子和卵子的质量降低。而在蜜月期，新婚夫妻的性生活频率较高，会导致精子数量减少，并对受精卵在子宫着床的环境造成一定的影响，不利于优生。

患病期间避免受孕

疾病会对备孕夫妻的体质、受精卵的质量以及子宫内部的着床环境造成一定的影响，而且，备孕夫妻在患病期间服用的药物也会影响精子和卵子的质量。另外，在妊娠初期，胎儿极易受到药物和其他因素的影响，有些备孕夫妻因为身体虚弱或患有某些疾病，需要长期服用药物，如抗生素、抗癌药、激素等，这会对胎儿产生一定的影响。

外界环境不佳时切忌受孕

建议备孕夫妻选择天气晴朗、空气清新的日子，让整个卧室沉浸在柔和的灯光下，放一些轻松优美的音乐，在这样舒适的环境中享受性生活，让双方在最佳状态时播下爱情的种子。

12. 受孕率最高的日期和时间段

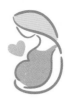

其实，每个月自然受孕的几率只有20%~25%，受孕率高的日期就是排卵期了。但是排卵期有10天，具体哪天最好孕呢?

排卵前一天>排卵当天>排卵后一天

答案是，排卵前一天比较容易受孕! 精子要从阴道出发，经过重重难关到达输卵管，这个过程需要时间。强壮的精子1分钟也只可以游动4毫米左右，跑完整个输卵管需要45分钟，如果精子君没那么强壮，可能跑完这条求爱路都要3天了。

一般情况下，精子可以存活48~72小时，但是卵子只可存活12~24小时。如果在排卵日当天同房，精子先生又跑得慢了点，那很可能卵子妹妹就等不及离开了。所以，在排卵日前一天同房，让精子先生先跑一段，先去等卵子妹妹，这样比较容易受孕。

当然，这个受孕概率只是相对的，事实上要考虑到精子和卵子各自的情况。总体来说，排卵前后1~2天受孕概率都比较大，不用硬要找出相对较高的那天。

最容易受孕的时间段

研究发现，一天之中最佳受孕时间是下午4~7点。上午7点之后至下午1~2点之前，思维以及身体的兴奋程度都呈上升趋势。此时女性体内环境优良，如果配合好计算排卵期的话，比较容易受孕。

而到了下午2~4点的时候，身体渐渐处于疲乏状态，各方面器官活力也逐渐减弱。不过在5点左右还会出现一个小高潮，身体又会再次兴奋起来。而比起早上的忙碌时间，下午5点后刚好是白天接近尾声，是夫妻经营性生活的最佳时段。

受孕的最佳季节

受孕最佳的季节是春末或秋初，即3~4月份或9~10月份怀孕较为理想。

春末，3~4月份怀孕

此时春暖花开，气候温和适宜，风疹病毒感染和呼吸道传染病较少流行。孕妇的饮食起居易于调适，可以使胎儿在最初阶段有一个安定的发育环境，对于预防畸胎最为有利。

日照充足是春季怀孕的又一个好处，在整个妊娠过程中能提供良好日照条件。孕妇皮肤里的麦角固醇在太阳光中紫外线的照射下，能变成维生素D，促进对钙、磷的吸收，有利于胎儿骨骼的生长和发育。

另外，太阳光照射到皮肤上，能促进人体的血液循环，还能杀菌消毒，对孕妇的身体健康也大有益处。

秋初，9~10月份

9~10月份正值秋高气爽，气候温暖舒适，睡眠食欲不受影响，又是水果问世的黄金季节，对孕妇营养补充和胎儿大脑发育十分有利。

孕妇的预产期又是春末夏初，气候温和，有利于产妇身体康复和促进乳汁的分泌，孩子衣着逐渐减少，护理较为方便。春夏之交日光充足，婴儿可有良好的光照条件，有利于婴儿生长发育的骨骼钙化，不易患佝偻病；当进入冬季时，婴儿已逐渐长大，可避免肠道传染病流行高峰。

怀孕头三个月，正是胎儿心、脑、肝、肾等重要器官分化和形成的关键时期，如果怀孕早期在冬季，尤其是在北方的冬天，室内空气不流通，室内空气污染严重，孕妇外出的时间较少，因此孕早期受空气污染的影响较大，胎儿是缺陷儿的相对危险性明显高于其他季节。

13. 提高受孕概率的同房方式

要顺利怀上宝宝，最主要的就是精子能够顺利进入子宫，并与卵子结合。由于精子在子宫颈内能存活3~5天，因此建议夫妻最好每3天同房一次，以此确保精子的供应量，以便在卵子释放的时候及时受精。

采取合适的同房方式可以让受孕事半功倍，还有一种方法，也可以使得受孕概率提高：同房后，将洗干净的手指伸入阴道，此时手指会沾满精液，然后将手指上的精液涂在子宫颈上，涂上10次左右，就有成千上万的精子会涌入子宫。操作十分简单易行，也有利于受孕，备孕夫妻们可以在同房后试一试。

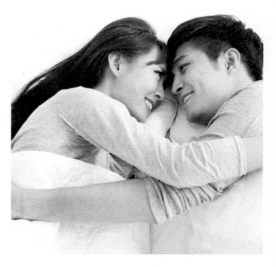

　　　●　夫妻同房后，实施此助孕法时，要注意保证手指的洁净，避免将细菌带入女性的子宫颈内，引起感染，反而影响受孕。

　　　●　如果备孕夫妻摸不到宫颈口的话，可以先在身体上另外一个部位进行练习，这个部位就是嘴。首先嘟起嘴，用一个手指去戳舌头，此时手指的触感和戳到宫颈口的触感就十分相似。记住这种感觉，这样下次找宫颈口时，就不会"摸不着北"啦。

14. 预防性冷淡

性冷淡是指性欲缺乏，对性生活无兴趣。数据显示，16%的男性和35%的女性有性冷淡症。而在未育夫妇中，性冷淡占2%。性欲减退会引起内分泌功能失调，出现月经紊乱，甚至闭经的现象，影响生育。

性冷淡往往与精神心理因素、社会因素、生理病理因素都有关系。因此，在治疗的过程中，需要针对不同的病因，通过采取不同的治疗和心理调适后，性生活的满意程度都会得到明显的提高。

◦ **消除压力**

性冷淡患者要集中精力提高自身和对方的乐趣，寻找并消除性欲低下的原因，摆脱消极情绪。伴侣要避免施加压力，促进双方的交流。

◦ **心理疗法**

一些女性尤其是曾经受到过性侵害的女性，应该进行性心理治疗。如果心理咨询、治疗机构太少，找到一个她们愿意信赖的专业人士倾听她们的倾诉、安慰她们受伤的心灵也很好。

◦ **中医疗法**

调阴阳；补肾气；激活性腺轴。

男女双方对性冷淡的预防措施

◎ 消除消极的心理因素，纠正错误认识。

◎ 夫妻之间的性生活应该互相配合，达到性爱和谐，只有这样才能在做爱中取得"双赢"。

◎ 积极治疗引起"败性"的疾病，只有祛除"败性"的病患，才有高质量的性生活。

◎ 停用"扫性"药物，多数人在停药后"冷却"的性欲就会再度"点燃"。

◎ 多看有关性知识的读物，多向医生咨询，提高性欲望，改善做爱技巧。

◎ 多吃具有补肾强欲功能的食物，譬如韭菜、胡萝卜、狗肉、羊肉、雀肉、雀蛋、河虾、鲨鱼、甲鱼、乌贼蛋、蜂王浆等；多补充营养，如海带、B族维生素、维生素E、L-苯丙胺酸及酪胺酸、锌等。

15.预防卵巢早衰 的食物

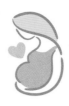

对于女人来说，卵巢是重要的内分泌腺体，与女性的容貌、情绪、健康、生育等息息相关。卵巢功能不好会影响雌激素分泌，进而影响性功能、肤质、肤色和三围体态，甚至对女性的生育造成非常严重的后果。

卵巢早衰可能导致不孕

如今，生活压力大、工作紧张。人若长期处在紧张状态，会使大脑皮质不稳定，引起脑垂体激素分泌量减少，进而导致卵巢分泌的激素量减少，使卵巢功能退化。卵巢不能正常排卵或者排出的卵子质量不好就会影响正常的受孕和生育。

一旦卵巢停止生产卵子，女性就会进入绝经期，随之而来的是一系列的内分泌改变。"卵巢早衰"意味着女性更年期的提前到来，更重要的是对于那些尚未做妈妈的女性来说，还可能导致不孕。

卵巢早衰的表现

生活压力、不良习惯、患有自身免疫性疾病、病毒感染、母亲遗传、卵巢疾病、环境污染、人工流产等都会导致卵巢早衰。卵巢早衰具体有以下症状：

- **外表：**出现皮肤衰老、乳房松弛下垂、身材臃肿等一系列问题。
- **体质：**卵巢早衰，身体各个功能由旺转衰、迅速老化。如气血虚亏、新陈代谢紊乱、免疫力低下等。
- **心理：**女性卵巢早衰，心理或精神也会受到影响，表现为焦虑、敏感、多疑、忧郁、注意力分散等。
- **生理：**卵巢早衰还会使性腺功能减退，表现为盗汗、便秘、脱发、阴道干燥、性交痛、性欲下降等。

预防卵巢早衰的7种食物

黄瓜： 具有清热、解渴、利尿作用。它所含的纤维素能促进肠道排出食物废渣，从而减少胆固醇的吸收。黄瓜中还含有一种叫"丙醇二酸"的物质，可以抑制体内糖类转变成脂肪，有减肥和调节脂质代谢的功效。

绿豆： 具有降低血脂、保护心脏、防治冠心病的作用。研究证明，绿豆能有效降低血清胆固醇、甘油三酯和低密度脂蛋白，明显减轻冠状动脉粥样硬化病变。

番薯： 营养学研究发现，适量食用番薯能预防心血管系统的脂质沉积，预防动脉粥样硬化，使皮下脂肪减少，避免出现过度肥胖。要注意的是过多摄入番薯可使进食的总热量增加，反而不利于降低血脂。

苹果： 有研究表明，一天吃一个苹果，可使冠心病的死亡危险性下降一半，这归功于苹果中所含的类黄酮。类黄酮是一种天然抗氧化剂，通过抑制低密度脂蛋白氧化而发挥抗动脉粥样硬化的作用。此外，苹果中的果胶也可以降低胆固醇水平，因此有利于预防动脉粥样硬化。

茄子： 含有多种维生素，特别是紫茄中含有较多的维生素P，能增强细胞黏着性，提高微血管弹性。研究表明，茄子能降低胆固醇，还能防止高脂血症引起的血管损害，可辅助治疗高血压、高脂血症、动脉硬化等病症。

香菇： 具有消食、去脂、降压等功效。其中所含的纤维素能促进胃肠蠕动，防止便秘，减少肠道对胆固醇的吸收。香菇还含有香菇嘌呤等核酸物质，能促进胆固醇分解。常食香菇能降低总胆固醇及甘油三酯。

山楂： 主要含有山楂酸、柠檬酸、脂肪分解酸、维生素C、黄酮、碳水化合物等成分，具有扩张血管、改善微循环、降低血压、促进胆固醇排泄而降低血脂的作用。山楂乃酸性食物，故不宜空腹食用，亦不宜过多久食，最好在饭后食用。

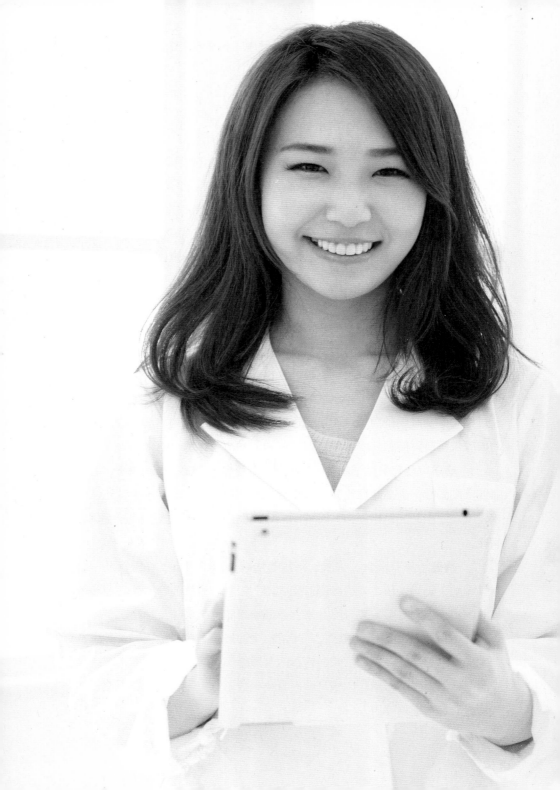

Part 07

药物治疗
不孕不育

很多不孕不育夫妻由于传统思想影响及缺乏相关常识，病急乱投医，在求子的路上艰难前行，走了很多弯路，花了大量冤枉钱，背上了沉重的经济负担，甚至感情破裂、家庭解体。其实，在治病前如果能了解一些相关知识，会对自身的疾病治疗更有帮助。从现在开始就了解一些基本的科普知识吧。

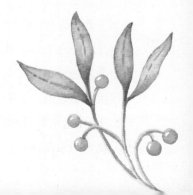

1. 不利女性孕育的药物

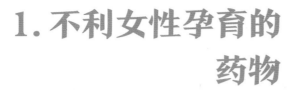
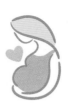

任何药物都是"双刃剑"，既有其治疗疾病的作用，又有一定的不良影响。女性在孕前和孕期服用某些药物可能会对胎儿产生不利影响，严重的话还会导致胎儿畸形。因此，女性在孕前和孕期用药时一定要谨慎，应在医生的指导下正确使用，切莫自作主张滥用药物。

会致畸的药物

抗生素类药物

抗生素类药物有四环素、土霉素、链霉素、庆大霉素、新霉素等。这些药物可造成胎儿短肢畸形、囟门隆起、先天性白内障；导致先天性耳聋，损害肾脏功能；导致智力障碍等。

糖尿病治疗药物

孕妈妈在孕期服用磺酰脲类药物（如甲苯磺丁脲、氯磺丙脲等），可引发死胎和胎儿畸形，表现为内脏畸形、骈肢、耳和外耳道畸形、右位心等。

性激素类药物

性激素类药物包括孕激素制剂、雌激素类、醋酸氯羟甲烯孕酮等，女性在孕期服用这些药物会导致不同程度的两性畸形。

如孕激素制剂可以让女性胎儿男性化；雌激素类药物可以引发女胎患有阴道腺病及其他生殖道疾病，男胎则会发生睾丸或阴茎发育不全、附睾囊肿等。女性若在妊娠第6~12周服用醋酸氯羟甲烯孕酮，则会导致男婴内、外生殖器发育停滞或是有睾丸但也有阴道等情况。

抗甲状腺药

抗甲状腺药物（如硫脲嘧啶、甲基硫脲嘧啶）和碘制剂可以经过胎盘进入胎儿体内而引起胎儿甲状腺功能减退及代偿性甲状腺肿大、智力发育缓慢、骨骼生长迟缓，严重的话还会出现克汀病（地方性呆小症）。

抗癌药物

在孕妈妈妊娠的早期过程中，孕妈妈服用抗癌药物，可引发流产、胎儿宫内死亡或先天性畸形等。在孕中期和孕晚期服用抗癌药物，致畸危险则相对减少，但早产和死胎发生的可能性仍很大，尤其是一些抗代谢类药物的危害最大，如环磷酰胺、氟尿嘧啶、甲氨蝶呤等。

抗癫痫药及镇静催眠药

苯妥英（抗癫痫药）：苯妥英具有明显的致畸作用，女性服用苯妥英而发生畸胎者是正常人的2~3倍。苯妥英可以引起胎儿唇裂、腭裂及心脏畸形等。

巴比妥类（镇静催眠药）：服用巴比妥类药物的女性，产生先天性畸形婴儿的概率远远高于未服用此类药的女性。

中药

中草药中的牵牛子、大黄、芒硝、大戟、巴豆、芫花、甘遂等，可以通过刺激肠道引起子宫强烈收缩，导致女性流产、早产。

麝香、红花、枳实、当归、蒲黄等，能导致子宫变得兴奋，从而导致宫内胎儿缺血、缺氧，引发胎儿发育不良和畸形，严重的话，还会引发流产、早产和死胎。

有些中草药如生南星、乌头、芫花、朱砂、大戟、巴豆则有一定的毒性，它们有的可以给胎儿的生长发育造成一定的影响。

2. 导致男性不育的药物

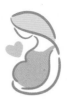

　　不少药物对于男性的精子也有很大的损害。备孕男性在孕前切忌乱用药物，这是因为很多药物如抗癌药、咖啡因、吗啡、类固醇、利尿药、抗组织胺药等，会对男性的精子质量和生殖功能造成一定程度的损害，有些药物还会导致新生儿缺陷、宝宝发育迟缓、行为异常等。

　　另外，植物中的石竹科满天星、肥皂草、象耳草等，由于它们中的皂苷成分有杀精作用，朱槿花、吊灯花等植物成分对睾丸、附睾和精囊有较强的抑制作用，且会阻碍生精过程，故育龄男性都不宜服用这类草药、中成药。

　　此外，如果男性的睾丸中的精液含有药液，也能通过性生活进入女性阴道，经阴道黏膜吸收后，进入血液循环影响受精卵，会使低体重儿及畸形儿的发生率增加。

　　建议备孕男性在孕前2~3个月，少用或不用毒性大的、在体内易蓄积的药物。

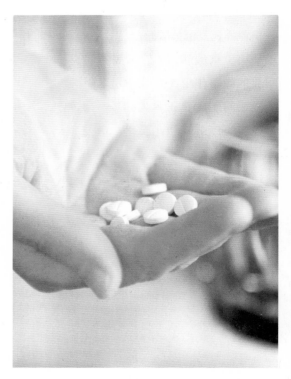

9类药物会造成男性不孕不育

- **抗生素：** 呋喃西林及其衍生物对于睾丸细胞碳水化合物的代谢和氧耗会产生影响，造成的后果就是精子减少，所以不容易有宝宝。

- **大环内酯药物：** 如红霉素、螺旋霉素、麦迪霉素等，精子在发育的过程中会受到抑制，精子会死亡，存活的精子活动力也下降。

- **磺胺药：** 复方新诺明的不良反应会影响到睾丸的正常工作，所造成的结果就是精子会变少，同时活动起来也更加缓慢。

- **柳氮磺胺吡啶：** 是用于治疗溃疡性结肠炎的药物，会让男性的精液变少，使精子异常者达80%，这样会让活跃的精子数量变少，导致受孕困难。

- **甲氰咪呱：** 此药用于治疗十二指肠溃疡，如果长时间使用的话会让精子的数量变得很少，最终不能够受孕。曾经有过例子，每日口服1200毫克，9周后精子数可减少43%。

- **镇静安眠药：** 长期使用或滥用巴比妥和非巴比妥类镇静安眠药，男性对性生活兴趣会下降，还会导致阳痿或性高潮丧失。氯丙嗪对整个神经系统都有一定的影响，造成睾丸素分泌减少。

- **激素类：** 长期应用过量的类固醇激素，男性的下丘脑-垂体-睾丸轴功能会受到影响，睾丸会变得不健康，精子数量变得很少，造成不能怀孕。应用雌激素可使男性出现阳痿、射精延迟和不能射精，就算是能够射精，精子的数量也非常少。

- **抗高血压药：** 长期使用抗高血压药会影响丘脑下部的垂体功能，精子的数量就会变少。

- **麻醉和镇痛药：** 吗啡、杜冷丁等会干扰下丘脑垂体系统的调节过程，使阴茎不能勃起或勃起不坚。

3. 备孕前要谨慎用药

俗话说"是药三分毒"。对于准备怀孕的夫妻而言，药物是优生的一大杀手。在用药期间，如果女性一不小心怀上了，这可能真是"要命"的事儿——不少女性就是因为服药期间意外怀孕而不得不流产。因此，若打算怀孕，一定要谨慎用药！

在不同的时期，药物对胎儿的影响也不同，医学专家指出，受精后1周内，受精后8~14天和受精后3~8周这3个阶段是用药影响的特殊时期。

　　受精后1周内，受精卵因为尚未扎根于母体子宫内膜，此时不受孕妈妈用药的影响。

　　受精后8~14天，药物的影响会导致流产，但不会使胎儿致畸。

　　受精3~8周这个阶段里，是胎儿器官发育的重要阶段，因此最易受到药物影响，也是最易致畸的敏感期。因此，受精后3~8周用药需要十分谨慎，必须严格遵听医嘱。

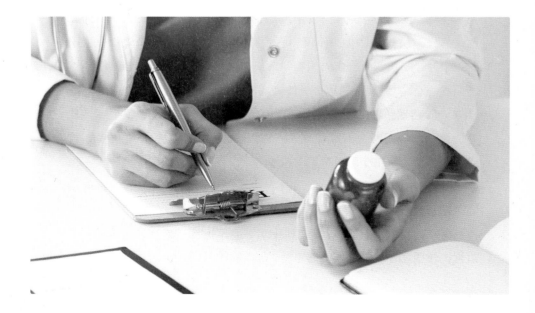

孕前用药需注意

　　备孕夫妻在孕前用药要注意以下几个要点，避免对受孕和胎儿造成不利影响。

　　禁用部分药物。备孕夫妻在孕前都应避免使用解热止痛药、环丙沙星、氯丙酸、利福平、酮康唑等药物，以免对卵子的受精能力造成一定影响。

　　用药看清"孕妇忌服"。备孕女性在孕前如需自行服药，应禁服药物标志上有"孕妇忌服"字样的药物。

　　女性孕前禁用药。备孕女性在孕前禁服影响女性生殖细胞的药物，如部分抗生素、抗癌药、部分激素等。

　　孕前切莫服用安眠药。安眠药对男女双方的生理功能和生殖功能均有不同程度的损害。男性服用易导致阳痿、遗精及性欲减退等，从而影响生育能力；女性服用则可影响下丘脑功能，引起性激素浓度的改变，从而影响受孕能力，造成暂时性不孕。为了避免影响双方的生育能力，新婚夫妻或准备怀孕的备孕夫妻千万不要服用安眠药。

　　慢性病患者停药听医嘱。备孕女性若患有慢性疾病，如高血压、癫痫症、糖尿病、哮喘等，需长期服用某种药物，在怀孕前一定要先咨询医生，并由医生确定安全的受孕时间。

　　长期服药者停药后切莫立即怀孕。卵子从初期卵细胞到成熟卵子约需2周时间，在此期间，卵子最易受到药物的影响。因此，建议长期服用药物的备孕女性千万不要停药后立即怀孕，最好请医生指导，然后再确定怀孕的时间。

4. 促排卵的药物

　　正常成年女性一个月排一个卵子，促排卵药可以促使卵巢过多地排卵。使用促排卵药物需要符合一定的指征：不孕症患者在符合排卵功能障碍时或做试管婴儿的指征时才可使用促排卵药物。

促排卵药都有哪些

氯米芬（clomiphene）

氯米芬为促排卵的首选药物，用于高泌乳素性不孕以外的各种无排卵。

绒促性素（HCG）

其具有LH样作用，常与上述促排卵药物合用，促使卵泡最后成熟与排卵。

尿促性素（HMG）

尿促性素是可用于对氯米芬反应不好的不孕患者。此药物在用个体内与个体间变异较大，需进行B超监测，了解卵泡发育状况及防止卵巢过度刺激症发生。

补佳乐

补佳乐可用于绝经后的更年期症状，或卵巢切除后及非癌性疾病放射性去势后的雌激素不足的症状，如潮热、阵发性出汗、睡眠障碍、情绪抑郁、易怒、头痛及头晕。

促性腺激素释放激素（GnRH）

该类激素适用于下丘脑性无排卵。需模拟GnRH在体内自然释放方式，静脉注射脉冲式给药，昂贵不方便，较少用。

　　需要注意的是，不同的人使用促排卵药物的反应各有差异，应该根据个人的情况做出选择。

促排卵药不能滥用

　　现在不少女性迫切希望怀孕，或者希望生多胞胎，在没有医生指导下擅自使用促排卵药。但这样滥用促排卵药，最终很可能不但没有怀孕成功，反而导致不孕，甚至引发其他身体疾病。

雌激素水平过高

由于促排卵药阻断了雌激素对下丘脑的反馈，导致身体停留在一个高雌激素水平上，有可能造成卵巢过度刺激综合征——内分泌紊乱、水电解质失衡、盆腹腔积液甚至是血栓。高水平的雌激素还会加速乳腺肿瘤、卵巢囊肿的生长。

加速更年期到来

卵泡的数量有限，长期使用促排卵药可促使卵泡加速发育成熟，势必导致青春期时储备的4万多个卵泡迅速消耗。当所有卵泡都耗尽之后，由于雌激素不再分泌，更年期就来到了。

引起其他并发症

正常人若服用促排卵药，排卵量突然增多，正常人体是很难承受这种变化的，从而还会引发其他并发症的出现，如卵巢囊肿、卵巢破裂、栓塞、电解质紊乱、卵巢过度刺激综合征等，给孕妇带来肝、肾功能衰竭，胸腹水等后果，严重的甚至会导致截肢、休克。

多胞胎引起妊娠并发症

多胞胎会引起妊娠并发症，孕妇妊娠高血压综合征、早产、流产的概率会大大增加，孕妇的心、肝、肾也会超负荷运转。在生产时，大多会出现大出血、DIC（弥漫性血管内凝血）、心功能衰竭甚至休克。

5. 治疗黄体功能不全的药物

黄体功能不全是指黄体分泌孕酮不足，或黄体过早衰退，以致子宫内膜分泌不良，从而导致孕卵着床困难或早孕流产。黄体功能不全会导致黄体期出血、受精卵着床障碍、不孕、习惯流产，是女性不孕的重要原因。常用的黄体功能不全药物有：

黄体酮增补疗法

黄体中期黄体酮低、内膜活体组织检查分泌相欠佳或经临床观察确认为黄体功能不全者多可使用。一般在排卵后2~3天开始给药。

绒毛膜促性腺激素（HCG）

用于排卵前可以诱发排卵，用于排卵以后则可刺激黄体发育，支持黄体功能，增加孕酮合成，延长黄体寿命。

克罗米芬

有部分患者黄体功能欠佳，尤其在用孕酮增补疗法无效时可于卵泡早期，即从月经周期第3天起每日服克罗米芬50毫克，连服5日，可提高妊娠率。

溴隐亭

黄体功能不良的不孕患者，伴有血清催乳素升高者可用溴隐亭治疗：每日1~2次，每次25毫克。

中药治疗

药方：柴胡、郁金、香附、益母草、赤芍等疏肝解郁；川芎、当归、白芍、菟丝子、鸡血藤、制首乌、巴戟等滋养肝肾。

6.孕激素

孕激素又称"女性激素"，主要由卵泡和黄体产生，是具有生物活性的主要激素，在怀孕过程中扮演非常重要的作用。可以说，如果孕激素出现问题，怀孕都是困难的，即使怀孕，也会发生流产、早产，使女人失去生育能力。

在正常情况下，在排卵前人体每天产生2~3毫克孕激素，主要来自肾上腺；而在排卵之后，孕激素的产生量上升为每天20~30毫克，绝大部分由卵巢内黄体分泌。

孕激素的应用

目前临床上常用的天然孕激素药物有黄体酮针剂、地屈孕酮片。

内源性孕酮不足的不孕症
通常在月经周期的第14~25天，每天口服地屈孕酮10毫克，治疗应至少持续6个连续的周期，建议在妊娠的前几个月里连续采用该方法治疗。

习惯性流产的孕妇
每天口服地屈孕酮2次，每次10毫克，至妊娠20周。

先兆流产的孕妇
通常选择天然的黄体酮制剂来进行保胎治疗，每天或隔天肌肉注射1次，每次注射10~20毫克；或者口服地屈孕酮，第一次需要服40毫克，随后每8小时服10毫克，至症状消失。通常需连续使用至胎儿的胎盘形成，也就是怀孕3个月的时候。

在进行黄体酮保胎治疗的过程中，准妈妈们一定要定期复诊，一旦发现胎儿已经没有存活的迹象，需立即终止妊娠，以免发生危险。

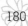

7. 雄激素

　　有人把雄激素叫"男性激素"。其实雄激素男女体内都有，但男性最有代表性。它对男性的主要功能为刺激雄性副性器官使其发育成熟，维持正常性欲，促进精子发育成熟，促进蛋白质的合成与骨骼肌的生长，使肌肉发达；抑制体内脂肪增加，刺激红细胞的生成和长骨的生长；促进第二性征的形成。

　　雄激素也是女性体内一种重要的性激素，主要是由肾上腺皮质和卵巢分泌的，此外，卵巢合成雌激素的中间产物雄烯二酮在外周组织中也能被转化为雄激素——睾酮。雄激素在女性体内的作用包括维持女性正常生殖功能；保持女性阴毛、腋毛、肌肉及全身的正常发育；让女性的皮脂增多，形成特有的优美曲线。

　　女性体内雄激素水平越高，性欲望就越强，也越容易获得满意的性快感。但是，如果女性体内雄激素分泌过多，由于雄激素能抑制下丘脑对促性腺激素释放激素的分泌，并有对抗雌激素的作用，就会使卵巢功能受到抑制而出现闭经，甚至有男性化的表现。同时会导致内分泌失调，引发痤疮、多毛等症状。

雄激素的应用

　　雄激素药物中最常用的是丙酸睾丸素（丙酸睾酮），它通常是经过肌肉注射到体内发挥作用的。口服虽可吸收，但经肝代谢会迅速被破坏而失效，故一般采用肌肉注射。

　　还有甲基睾丸素（甲睾酮），可经胃肠道和口腔黏膜吸收，口服或舌下给药有效。

以下情况不能使用雄激素
◎ 肝、肾功能不全。
◎ 妊娠及哺乳妇女。

8. 甲状腺素

　　甲状腺素是甲状腺所分泌的激素，参与机体内各种物质的新陈代谢及生殖。对男性而言，性腺发育、睾丸的生精缺它不可；对女性而言，卵巢能否有正常的功能、月经能否正常来潮，都受甲状腺素的影响。各种原因导致的甲状腺发生病变，都会影响甲状腺合成甲状腺素，体内缺少甲状腺素，就可导致不孕。

甲状腺素的应用

　　◯ **甲状腺功能低下：** 开始时口服每日不超过15~30毫克，以后逐渐增加至每日90~180毫克。病情稳定后，改用维持量，每日60~120毫克，选用一个适合于长期应用的剂量。

　　◯ **呆小病：** 剂量随年龄而异，1岁以内每日8~15毫克，1~2岁为20~45毫克，2岁以上为30~120毫克，均分3次服用。

　　◯ **单纯性甲状腺肿：** 开始时肌肉注射以缓解症状，缓解后改为口服。疗程一般为3~6个月。

甲状腺素可能出现的不良反应

　　◯ 长期过量摄取可引起甲状腺功能亢进的临床表现，如心悸、手震颤、多汗、体重减轻、神经兴奋性升高和失眠；在老年人和心脏病者可发生心绞痛和心肌梗死。可用 β-受体阻断药对抗，并立即停用本品。

　　◯ 可与苯妥英钠、乙酰水杨酸，双香豆素类及口服降血糖药与血浆蛋白产生竞争性结合，增加这些药物在血浆中的游离量，从而增强其作用，加重不良反应，甚至发生意外，需特别注意。

　　◯ 糠尿病、冠心病等病人忌用。

9. 抗雄激素药物

女性体内如果雄激素过量，会使女性多毛、阴蒂肥大，或者发生卵巢病变，主要有多囊卵巢综合征、卵泡膜细胞增生症及某些卵巢肿瘤。

雄激素过高是导致多囊卵巢综合征的"主犯"，发生率占育龄女性的5%~10%，是女性生育的一大威胁。

卵泡膜细胞增生症较多囊卵巢综合征少见，卵巢间质大量增生，成为过多雄激素的源头。雄激素多了可干扰卵泡的生长发育，导致排卵障碍，继而出现月经紊乱、经量少甚至闭经而不能怀孕。

抗雄激素药物的应用

临床上常用的抗雄激素药物是炔雌醇环丙孕酮片，就是常说的达英–35。

如果漏服，一旦想起，必须立即补服，并在常规时间服用下一片药物。最好规律服用，否则可能导致阴道不规则出血，并降低治疗的可靠性。

服用抗雄激素药物可能出现乳房疼痛、头痛、恶心、皮疹等不良反应，一般这些反应不会太严重，但需要告诉医生真实的感受，医生再根据具体情况判断和决定是否继续使用，或者调整用药剂量和用药方法。千万不要自作主张随意停药或者更改药量。

常用方法：
每天2毫克，连服21天。停药7天后开始下一盒，期间通常发生撤退性出血。一般在该周期最后一片药服完后2~3天开始出血，而在开始服用下一盒药时出血可能尚未结束。

10. 抗生素

在治疗不孕不育时，医生有时候根据病情会选择性使用抗生素。抗生素需要合理应用，该用的时候用，不该用的时候不能用。

无指征的预防用药、无指征的治疗用药，抗生素的品种、剂量选择不合理，给药途径、给药次数、疗程不合理，都可导致药物不良反应增多、细菌耐药性增加、治疗失败，严重的药物不良反应甚至会危及生命。因此，要在医师的指导下合理使用抗生素。

合理使用抗生素的原则

- 用药指征明确。及早明确病原菌，然后选择合适的抗生素。
- 针对性要强，最好选用一种药物。
- 剂量要足、疗程要够。这样既可保证疗效，也可防止病菌产生耐药性或病情反复。
- 掌握既往用药反应。主要了解以往有无对药物的过敏史。
- 选择适宜的给药方法。一般的感染性疾病以口服为主，较重者宜肌肉注射给药，严重者可静脉输液。
- 谨慎换药。不能随意增量或减量，更不能随便改药或加药。
- 有肝肾功能损坏者用药宜慎重。有肾功能损害时要慎用氨基糖苷类、多肽类、万古霉素等药物。有肝功能损害时应慎用氯霉素、四环素、大环内酯类、利福平、两性霉素B等药物。
- 有下列情况时不宜用抗生素：病毒感染；发热原因不明；对休克、昏迷、心衰或外科手术前后预防感染。

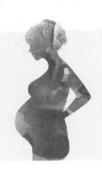

附录1 与不孕不育治疗相关的20个问题

许多白领都说压力大会导致盆腔炎，这是真的吗？

压力大不会直接导致盆腔炎，但压力大、缺少运动、久坐会引起盆腔的血液回流不畅，出现慢性盆腔充血，加上抵抗力弱、细菌的感染，从而导致慢性盆腔炎的出现。

少女为什么会出现外阴瘙痒？

青春期是少女代谢旺盛之期，汗腺分泌较多，阴唇皱襞部位容易积存污垢，加上卵巢功能十分活跃，白带随之增多，而外阴离尿道、肛门又很近，因而容易受到污染而发生瘙痒。少女月经初潮后如果不注意经期卫生，经血和阴道分泌物污染和刺激外阴部也可以引起瘙痒，甚至发展为炎症。

剖宫产后多久能再次怀孕？

因为子宫伤口的愈合和妈妈的身体恢复都需要一定的时间，女性最好在剖宫产2年后才能再度怀孕。

为什么经期会反复感冒？

经期女性体内的激素水平变化较大，抵抗力较低。如果是气血两虚的女性，则经期容易受外邪侵袭。如果未能有效地调和气血，下一次经期，类似感冒的症状还是会反复地出现。

女性患有带下病，是否需要夫妻同治？

带下病最好是夫妻同治。带下病有些是因为滴虫、真菌性阴道炎所致，丈夫的生殖道及尿道中存留的滴虫及真菌，可通过同房而进入妻子的阴道。

患有痔疮会影响怀孕吗？

痔疮会使得肛周脓肿，肛周部位的感染进而会影响到阴道口，造成其他妇科炎症感染，可能会对怀孕产生影响。因此，应及时治疗肠道炎症和肛门周围炎症，治好痔疮再备孕。

如何治疗阴虱？

理想的治疗药物应能同时有效杀灭阴虱成虫和虫卵。治疗前应让患者剃去阴毛，同时应将内衣、床单和被褥等用开水浸泡以杀虫。

排卵期也会出血吗？

"排卵期出血"是指一些女性会在两次月经中间出现阴道少量出血的情况，这种情况一般会持续半天或几天，有时候还会伴有轻微的腹痛或腰痛。排卵期出血是因为卵泡破裂，排卵后雌性激素水平下降，难以维护子宫内膜的正常生长，而发生子宫内膜突破性出血。

使用阴道润滑剂对阴道有副作用吗？

正常情况下不需要使用阴道润滑剂。在特殊情况下，阴道分泌物少时可以用。阴道润滑剂有纯润滑剂、收缩润滑剂、硅酮润滑剂等，一般没有什么副作用。

如果在不知道怀孕的情况下，服用了药物怎么办？

首先要弄清楚药物是安全的、慎用的，还是忌服的。对于可能导致胎儿畸形的药物要立即停服。如果服用时间较长，药量较大，应在医生的指导和建议下做出正确的决定。

子宫肌瘤手术后多久可以怀孕？

患有子宫肌瘤的备孕女性不适宜带瘤怀孕，进行剔除手术后2年内都不适宜怀孕，术后子宫需要一定时间的恢复。

怎样才能预防盆腔炎?

①注意性生活和经期卫生,保持会阴清洁干燥;②人流或上、取环等手术后一定要禁止性生活,禁止游泳、盆浴、洗桑拿浴,避免感染;③做好避孕工作,尽量减少人工流产术的创伤;④加强锻炼,增强体质,增强身体对疾病的抵抗力。

排卵期出血能同房吗?

无论是月经期还是排卵期出血,都不建议女性同房,因为如果这时进行同房,又不注意阴部的清洁卫生,就很可能带入细菌而引起局部感染而导致子宫内膜炎等疾病的发生,进而影响到受孕。

白带过少正常吗?

若白带明显减少或缺乏,则会出现阴道干涩、灼热疼痛、性欲减退、性交不适或困难等症状,还可伴有头晕耳鸣、下肢酸软无力、烦躁不安、毛发稀疏等。长期白带过少,阴道自我防御功能减弱,女性容易感染阴道炎。

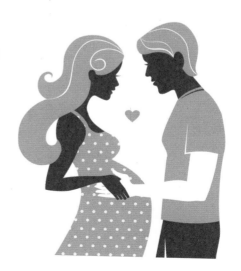

盆腔有积液正常吗？

盆腔积液分为生理性盆腔积液和病理性盆腔积液。正常情况下盆腔积液量不应超过10mm，生理性盆腔积液对女性来说并非是一件坏事情。但一旦患有病理性盆腔积液，就要及时到医院就诊，对症治疗。

如何预防白带异常？

①切勿过度清洗阴道；②穿棉质通气的裤子；③少吃刺激性食物；④切勿滥用抗生素；⑤性生活单纯；⑥心情保持愉快。

霉菌性阴道炎治疗多久后可以同房？

霉菌治疗要3 ~ 6 个疗程，每个疗程7~14天。治疗后可以检测白带常规，连续两次转阴后可以停药，所以要三次检查为阴性才算治愈。霉菌性阴道炎的患者，在治愈两周后进行同房比较安全。

频繁的性生活会不会给阴道造成伤害？

过于频繁的性生活使得阴道长期处于充血状态，容易引起阴道黏膜损伤、阴道抵抗力下降，从而引起阴道炎、宫颈炎等妇科炎症，所以性生活不宜过频。

阴道炎是怎么引起的?

①卫生护垫加剧细菌繁殖;②男性不注意清洁;③男性为传染源;④女性私处清洗不当。

卵巢囊肿术后的复发率高吗?

手术只能把可见的巧克力囊肿剥除,但不能保证将潜伏着的很小的巧克力囊肿彻底清除。而由于手术本身具有破坏性,一定程度上又会刺激这部分残留的巧克力囊肿生长,因而术后复发率较高。据不完全统计,术后3年复发率高达38%~51%。故术后必须进行补充治疗,预防复发。

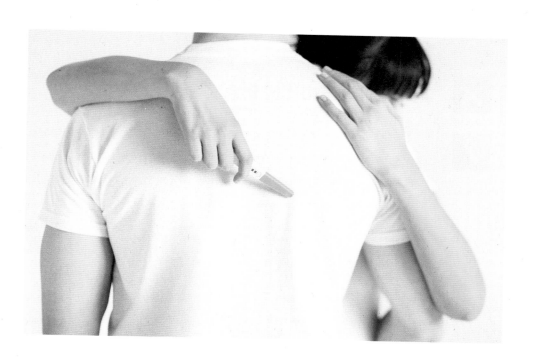

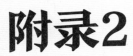

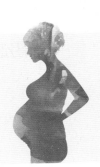

附录2 女性最容易犯的 20个孕育误区

服用避孕药容易发胖。

　　大部分口服避孕药由雌激素和孕激素组成。现在的口服避孕药的激素含量已大大降低，其中有一种避孕药没有钠水潴留的作用，服用此种避孕药的女性和未服用避孕药的女性相比，体重不仅没有增加，甚至还有下降。

用一次性湿纸巾代替洗手，随时保持卫生。

　　湿纸巾含有多种添加剂，接触过多的防腐剂、酒精等化学成分，容易引发接触性皮炎等皮肤过敏问题。用肥皂洗手基本上能将手上的细菌杀灭，加上流动水的冲洗，蛔虫卵等都能清洗掉，而使用湿纸巾就没有这么好的效果了。

只有年龄大的女人才会骨质疏松。

 骨质疏松不仅受年龄的影响，还与日常生活习惯有关。

◇ 过度防晒，阻断了紫外线和皮肤的直接接触，使维生素D 的合成下降。

◇ 缺乏锻炼，骨量会下降，肌肉萎缩。

◇ 过量饮酒、喝咖啡会影响人体对钙的摄入。

 床垫越软越舒服。

 床垫太软，身体躺上之后呈现凹陷状态，达不到放松效果，长期下去会造成脊柱变形、驼背之类的情况发生，反而对身体造成极大的伤害。

 穿塑身内衣，不用锻炼就能拥有好身材。

 塑身内衣紧绷绷地"绑"在身上，既影响了正常的血液循环和汗液排泄，又会导致外阴潮湿，细菌繁殖。尤其是少女长期穿紧身衣，不仅会影响发育，还会诱发乳腺增生或囊肿等疾病。女性的腹部有许多重要脏器，如子宫、卵巢等，长时间穿束身衣会使肌肉紧绷，生理功能受到影响。束腰还可能影响下肢血液循环。

口渴的时候才喝水。

 　　口渴其实是体内已经缺水的表现，而体内一旦缺水，会使人精神不振、口干舌燥、浑身乏力。平时在渴感出现之前，就应少量、多次补水。

 维生素吃得越多，越有助于健康。

 　　维生素是人体营养的重要来源，但并非可以无限量地服用。水溶性维生素如维生素C能够随尿液排出体外，但在排泄之前，它们要经过人的肌体，服用过量会有损健康。脂溶性维生素A、维生素D、维生素E、维生素K等容易沉淀在脂肪组织和肝脏，服用过量可引起中毒。

 相信所谓的"安全期"。

 　　女性排卵的时间，受外界环境、气候、本人的情绪，以及健康状态等因素影响，可出现排卵推迟或提前，并且还有可能发生额外排卵。因此，安全期无法算得准。

讲卫生，天天使用护垫。

 长期使用护垫会使局部湿度和温度都大大增加，给细菌和真菌的生长创造了适宜的条件，而且破坏了阴道的酸碱度，容易引起炎症。同时，卫生护垫的摩擦易引起局部皮肤或毛囊损伤，发生外阴毛囊炎等疾病。

 感觉没症状，不必进行妇检。

 许多妇科疾病早期是没有症状的，特别是女性生殖肿瘤，早期没有或只有轻微症状。等到发现时，已经失去了最佳治疗机会。每年最好进行1~2次常规妇科体检，真正做到防患于未然。

 没有落红就不是处女。

 处女在第一次性交时不出血的原因较多，如处女膜肥厚、坚韧，处女膜孔较大，含有血管少，先天缺失，剧烈活动中或使用卫生棉条时破裂。有的即使破裂也不一定出血的，而且第一次不一定破裂。

夫妻生活会导致阴道松弛。

 　　阴道有很大的弹性，正常的夫妻生活不会引起阴道松弛，只有当阴道内的异物大于弹性系数时，才有可能变得松弛。当然，因为有些人弹性系数大，就算生过孩子也不会变松。

 绝经会导致女性的性欲"一落千丈"。

 　　绝经并不是"绝欲"。虽然说处于绝经期的女性会有一些潮热等不适症状，但这个时候还是可以进行性生活的。一项大规模的研究发现，一些年过50的女性中，大约有一半人每月仍有数次性生活。

 只要乳房摸不到肿块就不会得乳腺癌。

 　　部分不可触及的乳腺癌中仅有22%~30%能由超声检查发现，特别是腺体致密的年轻患者。部分早期的乳腺癌临床上仅仅表现为乳头溢液，特别是血性的乳头溢液，乳腺X线及超声检查均阴性，仅能通过乳管镜检查发现。

使用内置式卫生栓更方便。

　　血液淤积在卫生栓中会给细菌提供了一个大量繁殖的温床。有些卫生栓产品中含有的化学成分也会给体质敏感的女性制造一些麻烦。女性尽量不要使用内置式卫生栓，要是必须使用，则需要3~4小时更换1次。

乳腺增生其实就是乳腺癌的前期病变。

　　大概70%~80%的育龄女性都有不同程度的乳腺增生，但多数属于单纯性的乳腺增生，表现为乳房胀痛、肿块，随着月经周期的变化而变化，月经结束后雌激素水平下降，乳房不适症状明显减轻，肿块减小。这种情况下，一般不会癌变。但是，病理上所说的囊性乳腺增生病则有癌变的可能。这种增生的腺泡导管末端高度扩张，从而形成囊肿，乳腺导管上皮细胞可呈乳头状增生，导管内形成乳头状瘤，这种情况属于癌前病变。

月经期间不会怀孕。

　　虽然说女性在月经期间怀孕的概率非常低，但也不是绝对的。从精子进入女性体内开始，就有着大概为一周的存活时间，如果在这期间一旦遇上卵子就有受孕的可能。

"难言之隐"自己搞定。

 　　对于女性病，很多女性自己跑到药店购买外阴洗液自行冲洗。但是，自行诊治往往会导致恶性循环，甚至引起更严重的生殖器官感染。

 保养卵巢，服用雌激素。

 　　盲目服用雌激素容易引起增生、肿瘤、囊肿等疾病。激素类药物应等到绝经期，在专业医生的指导下服用，服用前还需进行相关检查，排除雌激素的禁忌证。

 性生活之后解小便能避孕。

 　　女性的阴道与尿道是两个不同的器官。男女同房后，女方用小便的方法不可能把另外一个通道里的精子冲出体外。

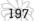

附录3 女性常用中药养生食材选购要点

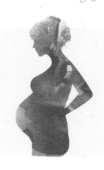

名称	选购要点
阿胶	以选色均、质脆、断面光亮、无腥气者为佳。注意阿胶水溶液呈红茶色，透明，清而不浊，10%水溶液在5%～10℃下放置亦不凝固，以此区别其伪品。用猪皮熬制的"新阿胶"，对光照视不透明，断面不光亮，以此区别阿胶，但两者疗效相似
白芍	以选浙江产根粗、坚实、无白心或裂隙者为佳
白术	以选个大、质坚实，断面色黄白、香气浓者为佳
百合	以选肉厚、质硬、色白者为佳
大枣	以选个大、色紫红、肉厚、油润者为佳
当归	以选主根粗长、油润、外皮色棕黄、断面色黄白、气味浓郁者为佳。注意柴性大、干枯无油或断面绿褐色者不可供药用
枸杞子	以选河南产色黑、质柔、黏性大者为佳

何首乌	以选个大、质坚实而重、红褐色、断面显云彩状花纹、粉性足者为佳
黄芪	以选内蒙产、条粗大、断面色黄白、味甜、有粉性者为佳
龙眼肉	以选大小均匀、凸圆中空、色泽统一、明黄澄白、玲珑剔透、手感干爽、入口爽脆者为佳
麦冬	以选浙江产半透明、质地柔韧、木心细小不易断者为佳
女贞子	以选粒大、饱满、色黑紫者为佳，注意其呈肾形或椭圆形，皱缩不平，种子多为1粒，以此区别其伪品冬青子
芡实	以选断面白色、粉性足、无碎末者为佳，注意一端黄白色，约占全体1/3
沙参	南沙参以选色白、根粗细均匀、肥壮、味甘淡者为佳，注意其体轻，质地松泡，根上部有深陷横纹。北沙参以选线条粗、气浓者为佳
山药	以质坚实、粉性足、色白者为佳，同时注意嚼之发黏
熟地	以选河南产色黑、质柔、黏性大者为佳
西洋参	以选美国或加拿大产、质重、完整、断面棕色小点多者为佳，注意和人参区别，以防误买人参
玉竹	玉竹以选条长、肥壮、色黄白者为佳，注意其断面呈角质样或颗粒状